Die besten Heilmittel aus Omas Zeiten

compact via

compact via ist ein Imprint der Compact Verlag GmbH

Alle Angabenwurden sorgfältig recherchiert, eine Garantie
bzw. Haftung kann jedoch nicht übernommen werden.

Redaktion: Anja Fislage
Titelabbildungen: StockFood (auch hinten), mauritius images (Oma)
Umschlaggestaltung: X-Design, München
Layout unter Verwendung grafischer Elemente von
IMSI USA, Novato, CA

ISBN 978-3-8174-8421-8
2011 2012 2013 2014 2015 10 9 8 7 6 5 4 3 2 1

Besuchen Sie uns im Internet: www.compact-via.de

Inhalt

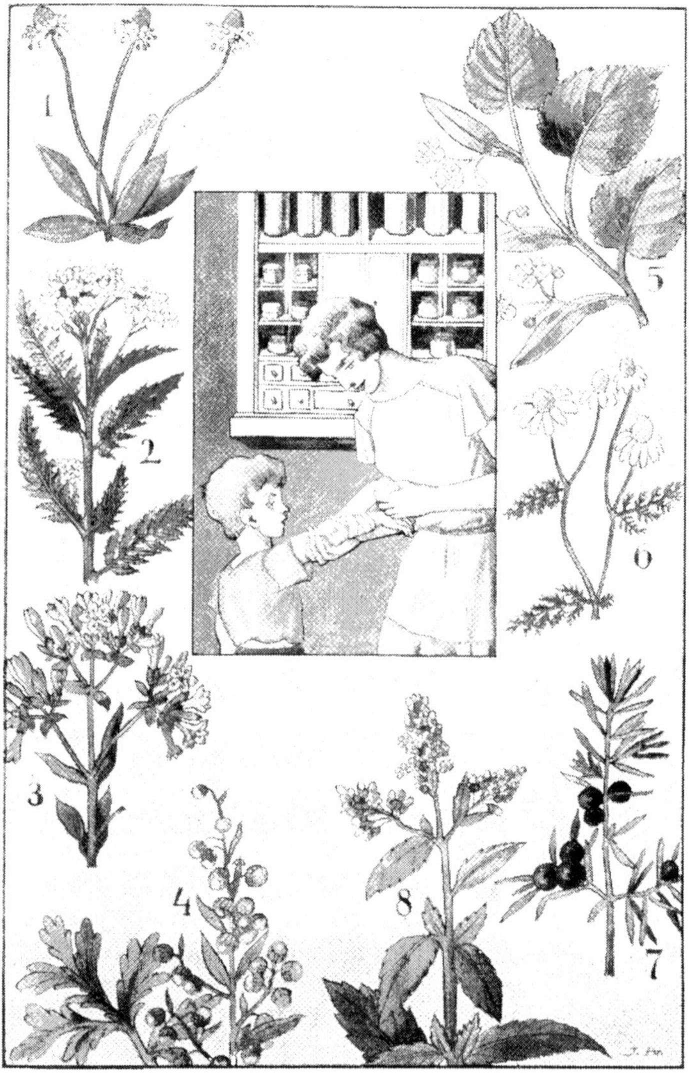
1
2
3
4
5
6
7
8

Vorwort

Vielfach hört man, wie einfach und natürlich Großmutter einst Beschwerden und Krankheiten in den Griff bekommen hat. Schade eigentlich, dass viele einfache, aber so wirkungsvolle Rezepte in Vergessenheit geraten sind.

Die vorliegende Sammlung der bewährten Heilmittel soll dieses alte Wissen wach halten und Ihnen zeigen, wie Sie sich auf natürliche Weise selbst helfen können. Um möglichst viel aus diesem Erfahrungsschatz weiterzugeben, wurden ein knapper, lexikalischer Stil und eine alphabetische Anordnung gewählt. Ferner berücksichtigt diese Sammlung, dass uns viele der Pflanzen, aus denen sie gewonnen werden, fremd geworden sind. Deshalb wurde dieses Buch zusätzlich um ein kleines Heilpflanzenlexikon ergänzt, um Ihnen eine fundierte Informationsquelle zu bieten.

Trotz der Heilerfolge dieses alten Wissensschatzes muss darauf hingewiesen werden, dass der Besuch beim Arzt nicht überflüssig geworden ist. In jedem Fall gilt es, mit ihm Rücksprache zu halten – insbesondere dann, wenn Sie Medikamente reduzieren oder eine Krankheit selbst behandeln wollen. Ein verständiger Arzt oder Heilpraktiker ist Ihnen hierbei ein sicherer und guter Partner.

Heilpflanzen, Kräuter und andere natürliche Heilmittel sind sehr wertvoll und hilfreich. Allerdings sollten Sie die Heilmittel aus der Natur immer überlegt und bewusst anwenden. Manche Substanzen dürfen z.B. bei Kindern nicht angewendet werden. Andere Heilmittel würden Probleme in der Schwangerschaft oder Stillzeit hervorrufen. Ebenso könnten bestehende Erkrankungen im Einzelfall gegen eine Einnahme sprechen. Bitte informieren Sie sich in jedem Einzelfall hierüber, bevor Sie mit einer Eigenbehandlung beginnen. Außerdem sollten Sie Pflanzen in der Natur nicht blindlings sammeln. Die Gefahr einer Verwechslung mit evtl. giftig wirkenden Pflanzen kann oft gegeben sein. Zusätzlich sind einige Pflanzen geschützt und dürfen nicht gesammelt werden.

Maße & Gewichte

1 Esslöffel

Bei der Mengenangabe 1 Esslöffel ist immer ein leicht gehäufter Esslöffel gemeint. 1 Esslöffel getrockneter Kräuter entspricht ungefähr:

3,4 g getrockneten Kräutern
7,2 g frischen Kräutern
10 g gefrorenen Kräutern

1 Teelöffel

Bei der Mengenangabe 1 Teelöffel ist immer ein leicht gehäufter Teelöffel gemeint. 1 Teelöffel getrockneter Kräuter entspricht ungefähr:

1,7 g getrockneten Kräutern
3,6 g frischen Kräutern
5 g gefrorenen Kräutern

Abkürzungen

°C	= Grad Celsius
l	= Liter
m	= Meter
mm	= Millimeter
cm	= Zentimeter
EL	= Esslöffel
g	= Gramm
Msp.	= Messerspitze
TL	= Teelöffel

Alle Rezepte sind für 1 Person berechnet.

Grundlagen

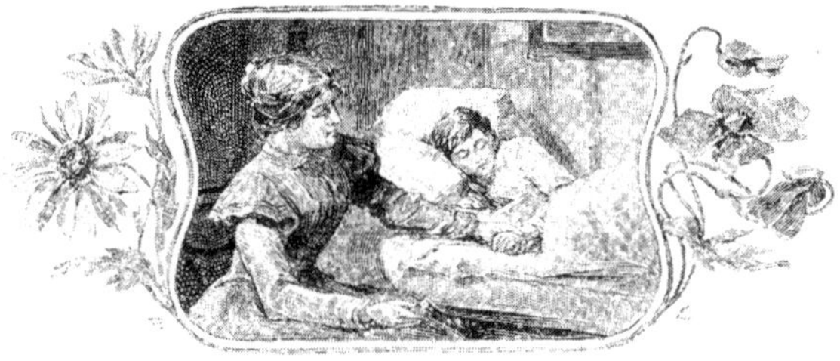

Abhärtung

Eine der Voraussetzungen für Wohlbefinden und Gesundheit ist eine geringere Anfälligkeit gegenüber Krankheiten. Zu Omas Zeiten wurde der Körper durch den beschwerlichen Alltag abgehärtet.
Wer heutzutage sein Leben in geschlossenen Räumen verbringen muss (im Büro, im Kaufhaus, in der Fabrik, im Auto) und abends freiwillig stundenlang vor dem Fernseher in überheizten Räumen sitzt, der sollte sich nicht wundern, wenn ihm heute schon der kleinste Durchzug eine Erkältung oder die geringste Anstrengung einen Hexenschuss – auch schon in jungen Jahren – beschert.
Dies gilt freilich nicht nur für die genannten Beschwerden, sondern für einen Großteil aller bekannten Krankheiten: Ein widerstandsfähiger Organismus erkrankt seltener und wird schneller gesund. Die gesunde Abhärtung heute nachzuvollziehen bedeutet, sich allen möglichen natürlichen Umwelteinflüssen möglichst oft auszusetzen. Wind und Wetter, Sonne und Regen, Wärme und auch Kälte haben einen belebenden und kräftigenden Einfluss. Hinzu kommen viel Bewegung, abwechslungsreiche Tätigkeiten, kräftige und gesunde Nahrung, auch mäßige sportliche Betätigung, Massagen, Abreibungen, Duschen, Frischluftbäder, gesundes Schlafen bei geöffnetem Fenster auf fester Unterlage und vieles andere mehr,

was die Vitalität des Körpers anregt, ohne ihn zu überfordern. Ebenso sollte auf ein gesundes Verhältnis zwischen Anregung und Erholung geachtet werden.

Abkochung

Der etwas irreführende Begriff (s. auch: Auszug, Absud) meint in keinem Fall, dass Pflanzenteile gekocht werden sollen. Sie würden hierdurch einen großen Teil ihrer Wirksamkeit verlieren. Vielmehr bedeutet Abkochung das Überbrühen der Pflanzenteile – insbesondere kommen hierfür Wurzeln, Rinden und Samen infrage – mit kochend heißem Wasser. Dann sollte das hierzu benutzte Gefäß bedeckt werden und während etwa 15–20 Minuten bei schwacher Hitze auf einer Herdplatte bei Temperatur gehalten werden. Man sollte sich mehrmals vergewissern, dass das Wasser nicht anfängt zu kochen. Dieses Verfahren eignet sich nicht für die Zubereitung von Heilpflanzen mit ätherischen Ölen (s. auch: Wirkstoffe der Heilpflanzen).

Abreibungen

Das kräftige Frottieren des ganzen Körpers oder einzelner Teile mit einem trockenen Frottiertuch wird Abreibung genannt. Man führt dies am besten nach einem erfrischenden Bad durch. Es ist einfacher, wenn man dabei entspannt liegen kann, während ein anderer die Abreibung durchführt. Abreibungen sind wärmend, sie fördern stark die Haut- und Gewebedurchblutung und sind abhärtend sowie anregend. Abreibungen können auch mit Franzbranntwein oder mit alkoholischen Auszügen von ätherischen Ölen (besonders gut eignet sich

Latschenkieferöl) durchgeführt werden. Man benutzt dann kein Tuch, sondern reibt mit den Händen. Bei langer Bettlägerigkeit haben sich Abreibungen bestens bewährt, sie verhindern Hautjucken und Wundliegen. In beiden Formen ist auch die Abreibung bei Kleinkindern ab dem 6. Monat zu empfehlen; hier sollte man aber unbedingt auf die Hautverträglichkeit von Alkohol und ätherischen Ölen achten. Niemals Abreibungen auf entzündeter und wunder Haut durchführen, das Übel wird dadurch verschlimmert. Wenden Sie bitte bei Kindern Alkohol oder ätherische Öle nicht oder nur sehr vorsichtig an. Durch die äußere Anwendung können dabei sogar Atembeschwerden bis hin zum Atemstillstand auftreten.

Ansteigendes Fußbad

Den Boden einer Fußbadewanne 2–3 cm hoch mit handwarmem Wasser auffüllen und eine Handvoll Salz darin auflösen. Mit beiden Füßen in die Wanne steigen und innerhalb von ¼ Stunde laufend heißes Wasser zulaufen lassen, bis die Grenze des Erträglichen erreicht ist (ca. 40 °C). Weitere 4 Minuten in der Wanne verweilen. Die Wassermenge sollte nicht über die Fußknöchel hinausgehen, notfalls immer etwas Wasser entleeren. Anschließend die Füße mit (warmem!) Wasser vom Salz reinigen, leicht abtrocknen und am besten für 20–30 Minuten das Bett aufsuchen. Diese Anwendung hilft wunderbar bei Kopfschmerzen, Migräne, Schnupfen und bei jedem Krankheitsbeginn, besonders wenn gleichzeitig über kalte Füße geklagt wird. Es werden nämlich über die Aktivierung der Fußreflexzonen sämtliche Organe des Körpers angeregt, deshalb muss das Wasser nur Knöchelhöhe erreichen. Es empfiehlt sich eine kurmäßige Anwendung 5-mal in der Woche für einen Zeitraum von 3–4 Wochen. 2 Tage Pause pro Woche sind nötig, um dem Körper Zeit zur Reaktion zu geben.

Ansteigendes Unterarmbad

Die Arme in ein Waschbecken mit warmem Wasser (30 °C) tauchen und im Laufe von 10–15 Minuten durch Zulauf von heißem Wasser die Temperatur auf ca. 40 °C erhöhen. Arme weitere 5 Minuten eingetaucht lassen. Anschließend Arme leicht abtupfen und anziehen.
Dem Bad können Zusätze in Form von z. B. Tannennadelabsud (1–2 Handvoll in 1–2 l Wasser ca. 10 Minuten leicht köcheln, abseihen und dem Bad zugeben) oder auch nur eine Handvoll Speisesalz beigegeben werden. Diese Anwendung ist zu empfehlen bei chronischen Entzündungen im Kopfraum (Nase, Stirnhöhle, Rachen), ebenso bei chronisch kalten Händen, zum allgemeinen Gefäßtraining und bei Angina pectoris in der anfallsfreien Zeit.

Augenbad

Augenbäder mit Heilkräuterzusätzen haben eine entzündungshemmende und schmerzlindernde Wirkung bei brennenden und entzündeten Augen (Bindehautentzündung, Gerstenkorn). Allgemein bereitet man einen Aufguss zu, mit dem man mehrmals über den Tag verteilt die Augen mit einer Augenbadewanne wäscht. Augenkompressen mit Wattebäuschen oder Mullläppchen haben die gleiche Wirkung. Augendampfbäder werden unter einem über dem Kopf gehaltenen Tuch durchgeführt.

Auszug

Man unterscheidet i. Allg. zwischen wässrigen, alkoholischen und öligen Auszügen. Die verschiedenen wirksamen Bestandteile der Heilpflanzen lösen sich je nach ihrer Art nur in Wasser oder in Alkohol oder in Öl bzw. in Mischungen dieser Flüssigkeiten. So ist beispielsweise ein Kräutertee der wässrige Auszug nur derjenigen Wirkstoffe einer Pflanze, die in Wasser löslich sind. Ein mit Kräutern angesetzter Branntwein ist ein Auszug der Pflanzenbestandteile, die in Alkohol und Wasser löslich sind (Branntwein enthält je nach Alkoholgrad einen mehr oder weniger hohen Wasseranteil). Einen öligen Auszug bereitet man wie folgt: Man übergießt die entsprechende Menge an Pflanzenteilen mit so viel Öl, dass die Pflanzenteile vollständig bedeckt sind. Diese Mischung lässt man in einer verschlossenen Flasche aus dunklem Glas einige Wochen lang ziehen und seiht sie dann ab. Alkoholische Auszüge, Tinkturen und Extrakte kann man beim Apotheker kaufen oder anfertigen lassen.

Barfußlaufen

Am besten zu jeder Jahreszeit bei vielen Gelegenheiten! Wer kennt nicht die wohltuend erfrischende Wirkung gelegentlichen Barfußlaufens? Versuchen Sie es öfter. Gewöhnen Sie schon Ihre Kinder daran, zu vielen Gelegenheiten ohne Schuhe und Strümpfe zu laufen. In Wiesen, im Wald, im Sand und auf Stein. Barfußlaufen ist abhärtend, ausgleichend, kreislaufanregend, gesund nicht nur für die Füße, sondern für den ganzen Körper. Bei Anfälligkeit für Erkältungskrankheiten ist es ein bewährtes Mittel, an das man sich früh und langsam in sich steigernden Schritten gewöhnen sollte. Achten sollte man allerdings darauf, dass Füße und Unterschenkel nicht kalt werden (Sie sollten z. B. nicht auf kalten Steinplatten laufen). Ebenso sollten Sie beim Barfußlaufen in der Natur anschließend die Haut auf Zeckenbisse überprüfen.

Blutungen der Nase

Dies ist eine alte Methode, um Nasenbluten zu stoppen: Ein dünnes Gummiband fest und straff um den Finger einer Hand wickeln. Spätestens nach 2–3 Minuten wieder abnehmen! In dieser Zeit hat die verstärkte Bildung von gerinnungsfördernden Substanzen im Blut eingesetzt, welche nun das Nasenbluten stoppen. Häufig wiederholtes Nasenbluten ist allerdings vom Heilpraktiker oder Arzt abzuklären.

Breiumschlag

Für die örtlich begrenzte äußerliche Anwendung von Heilkräutern haben sich Breiumschläge in vielen Fällen bestens bewährt. Sie sind empfehlenswert bei Furunkeln, Ekzemen, Blutergüssen, Quetschungen und unspezifischen Schmerzen. Die angegebenen Kräuter (oder auch geeignete Mischungen derselben) mit kochendem Wasser überbrühen. Dann ziehen lassen und abseihen. Nachdem sie hautwarm abgekühlt sind, in ein Tuch füllen und auf die erkrankte Körperstelle legen. Man sollte darauf achten, dass der Kräuterbrei möglichst viel Flüssigkeit enthält. Die Kräuterpackung wird mit einem dicken wollenen Tuch überdeckt und bis zum Erkalten auf der erkrankten Körperstelle gehalten. Bei akuten Entzündungen und frischen Wunden nur kalte Kräuterumschläge anwenden.

Dampfbad

Die wohl wirksamste Form, heilsame Kräuterdämpfe einzuatmen, ist die des Dampfbads. Man übergießt die angegebene Menge getrockneter Kräuter in einer kleinen Schüssel mit kochend heißem Wasser. Man beugt dann den Kopf über die Schüssel und breitet ein ausreichend großes Tuch über den Kopf, sodass die Dämpfe nicht entweichen können. Dampfbäder eignen sich bei allen Erkrankungen der Luftwege, also bei Bronchitis, bei Husten und Schnupfen, ferner auch bei Mund-, Rachen-, Nasen- und Augenentzündungen sowie bei unreiner Haut. Sie können v. a. bei Erkältungskrankheiten sehr anstrengend sein. Es ist daher ratsam, danach unter einer warmen Decke bei frischer Luft zu ruhen.

Duschen

Dass kaltes Wasser den Körper fit macht und seine Anfälligkeit gegen Erkältungen vermindert, war schon zu Großmutters Zeiten allgemein bekannt. Heutzutage müssen wir es uns allerdings ganz gezielt vornehmen, wenn wir kalt duschen wollen. Einige Generationen zurück galt noch das Gegenteil. In den Wohnhäusern gab es auch noch Jahrzehnte nach der Jahrhundertwende oft nur Etagenbäder und -toiletten, und warmes Wasser war nicht selbstverständlich. Diese Art der Abhärtung war noch sehr unfreiwillig. Die bewährteste und dabei leicht anzuwendende Form der Abhärtung ist unstrittig das Duschen mit kühlem – besser ganz kaltem – Wasser. Man

sollte sich hieran langsam gewöhnen und es dann regelmäßig (täglich) beibehalten. Kaltes Duschen regt die Durchblutung der Haut und den Kreislauf insgesamt stark an (bei Herz- und/oder Kreislaufkrankheiten nur mit Zustimmung des Arztes!), gleichzeitig wirkt es entspannend und beruhigend.
Der einzelne Duschgang sollte nicht mehr als 3–5 Minuten betragen, hierbei wird der Wasserstrahl zuerst auf Hände und Füße, dann auf Arme und Beine gelenkt, danach erst von unten her ansteigend auf Bauch, Brust und Kopf. Wichtig ist das sorgfältige Abtrocknen (Abreibung), am besten mit einem Frotteetuch, bis wohltuende Wärme den ganzen Körper durchströmt.

Eisbeutel

Bei all den Rezepten und Anwendungen, die im Laufe der Jahre zusammengetragen wurden, dürfen die einfachsten Mittel nicht vergessen werden. Zumal sie den Vorteil haben, schnell und unkompliziert zur Hand zu sein. Zum Eindämmen starker, örtlich begrenzter Entzündungen oder als schmerz- und blutstillende, kühlende Auflage bei Blutergüssen und Quetschungen eignen sich z. B. ganz einfach Eisbeutel. Auch wenn hiermit eine starke Schmerzlinderung erreicht werden kann, sollte man offene Wunden nicht mit Eisstückchen abreiben, weil sie mit Bakterien infiziert werden können.

Fasten

Fasten ist bei vielen akuten Erkrankungen die erste und wichtigste Medizin. Der Körper weist oft selbst mit Appetitlosigkeit oder regelrechter Abneigung gegen Essen darauf hin, dass Enthaltsamkeit geboten ist. Heilfasten hat entlastende Funktionen bei Magen- und Darm- sowie bei Erkältungskrankheiten, Fieber, Vergiftungserscheinungen durch zu starken Alkohol- und Nikotingenuss und vielen anderen Krankheiten. Fasten bedeutet nicht in erster Linie ein völliges Aussetzen jeglicher Nahrungsaufnahme während einiger Tage (Vollfasten), sondern zunächst bei leichten Erkrankungen eine Verminderung und Umstellung der gewohnten, meist stark fett- und eiweißhaltigen Kost auf eine reizlose und leichte Kost. Hierbei sollte man nach Möglichkeit sehr viel Flüssigkeit in Form von Wasser oder Kräutertee zu sich nehmen und man sollte für regelmäßigen Stuhlgang sorgen. Der Übergang zur normalen Kost sollte vorsichtig erfolgen. Hier eignen sich Getreideschleimsuppen (am ersten Tag ohne Milch), Rohkostgemüse und Salate sowie säurearmes Obst.

Hat schon das Teilfasten eine wohltuende, reinigende und entlastende Wirkung auf den gesamten Organismus, so trifft dies gerade beim Vollfasten – wenn es vernünftig angewendet wird – in noch stärkerem Maße zu. 1 oder 2 jährliche Fastenkuren (günstig z. B. beim Beginn einer Frühjahrskur) für je 2–5 Tage heben das allgemeine Wohlbefinden deutlich. Man sollte folgendermaßen vorgehen: Während einer 2-tägigen Vorphase wird fett- und eiweißarme, jedoch ballaststoffreiche Kost zu sich genommen. Dabei sollte man auf regelmäßigen Stuhlgang achten. Bei Beginn des 3. Tages nimmt man nur noch viel Flüssigkeit (warmes Wasser oder Kräutertee) zu sich, jedoch keine feste Nahrung. An diesem Tag werden Sie „hungern". Das Hungergefühl weicht ab dem 2. Tag einer wohltuenden Leere. Am 3. Tag fühlen Sie sich leicht und befreit, Sie spüren die reinigende Wirkung Ihrer Fastenkur. Es fällt nun nicht schwer, sofern Sie Zeit dazu haben, die Fastenkur noch 1–2 Tage zu verlängern. Beginnen Sie ab dem 4.–6. Tag wieder mit der Aufnahme fester Nahrung, zunächst in Form von leichten Suppen (Getreideschleimsuppen), dann

langsam zunehmend mit Rohkost, leicht verdaulichem Gemüse, Salaten, Vollkornbrot, Obst usw. Sie können jetzt Ihre Ernährung ohne Schwierigkeiten auf eine gesündere Kost umstellen.
Vollfasten sollte bei voller Gesundheit, im Krankheitsfall nur mit Zustimmung und unter Aufsicht des Arztes durchgeführt werden. Sie können währenddessen nicht Ihrer normalen Tätigkeit nachgehen, nutzen Sie hierfür ein paar freie Tage. Leichte Arbeiten im Haus, im Garten und an der frischen Luft, Spaziergänge, mäßiges Sonnenbaden, Kräuterbäder, erholsamer Schlaf, Massagen, Abreibungen und v. a. viel Bewegung, jedoch kein Sport, fördern die wohltuende Wirkung Ihrer Fastenkur. Und noch eines ist wichtig: Sie werden viel Zeit haben, über sich und Ihre Lebensumstände nachzudenken. Horchen Sie in sich hinein, Sie werden dabei vielleicht Ihre besten Kräfte entdecken; Sie werden auch die Störungen entdecken, die diese immer wieder zunichte machen oder behindern.

Frühjahrskur

Wenn die ersten Sonnenstrahlen die Luft erwärmen, ist es Zeit, auch im Körper den Winter auszutreiben. Während so langer Monate mit wenig natürlichem Licht, in stickiger Heizungsluft und häufig dicker, undurchlässiger Kleidung hat Ihr Körper viele Schlacken und Schadstoffe angesammelt und dabei die reinigende Wirkung frischer Pflanzennahrung vermisst. Häufig äußert sich dies in Unlustgefühlen, Kopfschmerzen, Gereiztheit, mangelnder Konzentration und Müdigkeit. Gegen die „Frühjahrsmüdigkeit" sind viele Kräuter gewachsen, die Körper und Seele reinigen und neue Lebenskraft verleihen. Verzichten Sie während einiger Wochen auf allzu fett- und eiweißreiche Kost, auf kalorienreiche Mehlspeisen und Süßigkeiten. Gönnen Sie Ihrem Körper viel Bewegung an der frischen Luft (Spaziergänge, Wanderungen, Sonnenbäder, Gartenarbeit) und genießen Sie frische Salate und Gemüsesäfte. Folgende Heilpflanzen unterstützen maßgeblich Ihre Frühjahrskur: Birke, Brennnessel, Brunnenkresse, Huflattich, Kerbel, Löwenzahn, Schachtelhalm, Schafgarbe, Spitzwegerich und Wacholder. Vergessen Sie nicht die heilenden Wirkungen von Knoblauch und Zwiebel. Der beste Auftakt für eine Frühjahrskur ist das Fasten.

Fußbäder allgemein

Warme oder kalte sowie warm-kalt wechselnde Fußbäder haben eine wohltuende, entkrampfende, entspannende, anregende und belebende Wirkung auf den gesamten Organismus. Probieren Sie aus, was Ihnen in der jeweiligen Situation am meisten hilft, allgemeine Regeln können kaum gegeben werden. Für Fußbäder eignen sich alle Pflanzenzusätze, die auch für Kräuterbäder empfohlen werden, je nach der beabsichtigten Wirkung. Im Fachhandel sind verschiedene Fußbadzusätze erhältlich. Es ist sehr wichtig, darauf zu achten, dass die Füße, insbesondere die Zehenzwischenräume, nach dem Fußbad sorgfältig abgetrocknet werden. Kräftiges Frottieren, Massieren oder Bürsten der Füße steigert die wohltuende, entspannende Wirkung.

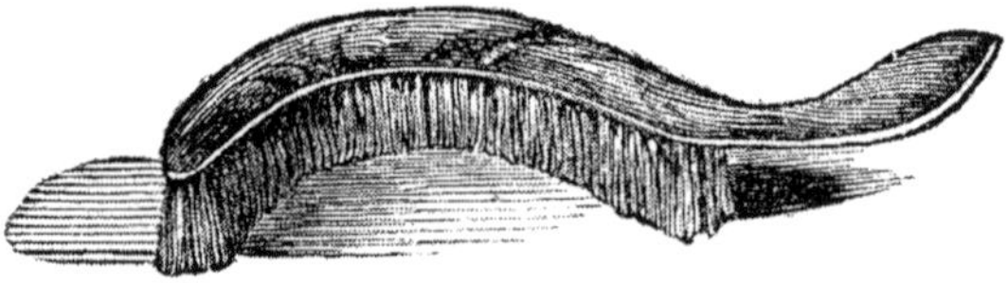

Giftpflanzen

Diese leisten in der Hand des erfahrenen Arztes (hauptsächlich in homöopathischer Anwendung) wertvolle Dienste bei fast allen Krankheiten. Sie eignen sich in keinem Falle für den Hausgebrauch. Selbst geringste Mengen ihrer Wirkstoffe können starke Vergiftungen hervorrufen, die in vielen Fällen zu einem qualvollen Tod führen. Um den Laien vor ihren Wirkungen zu warnen, seien die wichtigsten Giftpflanzen hier aufgezählt: Adonisröschen, Alpenrose, Aronstab, Attich, Bilsenkraut, Bittersüß, Eibe, Einbeere, Eisenhut, Fingerhut, Germer, Gifthahnenfuß, Giftlattich, Goldregen, Hahnenfuß, Haselwurz, Herbstzeitlose, Hundspetersilie, Kornrade, Kuhschelle, Lebensbaum, Maiglöckchen, Mohn, Mutterkorn, Nachtschatten, Nieswurz, Oleander, Osterluzei, Pfaffenröschen, Pfingstrose, Rainfarn, Sadebaum, Schierling, Schwalbenwurz, Seidelbast, Stechapfel, Stechpalme, Sumach, Taumelloch, Tollkirsche, Wasserschierling, Wurmfarn, Zaunrübe, Zypressenwolfsmilch. Manche dieser Pflanzen sind nur in der freien Natur zu finden, einige wachsen jedoch auch in unseren Gärten und Parkanlagen. Vorsicht! Kinder sind oft der Versuchung ausgesetzt, von ihren leuchtenden Beeren (beispielsweise von Tollkirsche oder Seidelbast) zu naschen. Bei manchen dieser Pflanzen ruft schon allein eine intensive Berührung allergische Reaktionen hervor.

Honig

Man könnte über die Heilwirkungen von echtem Bienenhonig viele Bücher schreiben. Dies ist auch getan worden. Man kann sich aber auch kurz fassen: Honig hilft bei allen Erkrankungen, er wirkt heilungsfördernd, entgiftend, antibiotisch, allgemein kräftigend und belebend. Anstelle einer in jedem Falle ungesunden häufigen Verwendung von Zucker in der üblichen Handelsform (Rübenzucker) sollte man den viel schmackhafteren kalt geschleuderten, naturbelassenen Bienenhonig verwenden. Er eignet sich zum Süßen von Getränken aller Art, für Süßspeisen und Backwaren jeder Zubereitungsform. Allerdings gehen beim Backen und Kochen seine wertvollsten Bestandteile verloren. Auch beim Süßen von Tees ist darauf zu achten, dass der Honig erst dann in die Tasse gegeben wird, wenn der Tee auf Trinkwärme (unter 40 °C) abgekühlt ist. Man sollte jedoch beim Einkaufen von Honig sehr kritisch sein, denn es gibt Fälle, in denen Honig mit Zuckersirup oder anderen Mitteln gestreckt wurde. Auch ist Honig im Handel, der durch übermäßiges Erwärmen einen großen Teil seiner Kräfte verloren hat. Bei größeren Anstrengungen, zur Frühjahrskur, während der Schwangerschaft, im Wochenbett, beim Stillen, bei Krankheit und Erschöpfungszuständen, zur Rekonvaleszenz, bei Abmagerung, insbesondere bei Leber- und Gallenkrankheiten, bei allen entzündlichen Prozessen, bei Herz- und Kreislaufkrankheiten, bei Erkältungen, Husten, Hals- und Mundkrankheiten, bei Magen- und Darmkrankheiten ist Honig ein geeignetes unterstützendes und heilendes Naturmittel. Allerdings sollten Kinder während des 1. Lebensjahres keinen Honig zu sich nehmen.

Kaltes Unterarmbad

Mehrmals pro Tag die Hände und Unterarme bis zum Ellenbogen einige Sekunden lang in kaltes Wasser zu tauchen und mit einem rauen Handtuch trocken zu reiben, hilft gut bei Zittern der Hände. Diese Maßnahme ist aber auch ganz allgemein wertvoll für die Durchblutung des Oberkörpers, der Herzkranzgefäße und des Kopfes.

Kochsalz

Zähne lassen sich mühelos von Nikotin- oder Teebelägen befreien, wenn sie mit Kochsalz abgebürstet werden.

Kräutercremes

Als seit Jahrtausenden bewährte Heil- und Schönheitsmittel werden Heilpflanzen (z. B. Arnika, Calendula, Kamille, Rosmarin usw.) mit anderen Zutaten zu Cremes und Salben verrührt. Viele solcher Cremes sind im Fachhandel erhältlich, am besten wendet man sich an den erfahrenen Apotheker, den Drogeristen oder den Kosmetiker. Viele Kräutercremes lassen sich auch leicht selbst herstellen, Anleitungen hierzu findet man in Kosmetik- und Kräuterbüchern. Kräutercremes ohne Konservierungsstoffe sollte man im Kühlschrank aufbewahren. Sollten Sie evtl. unter Allergien leiden, verwenden Sie die genannten Heilpflanzen bitte vorsichtig.

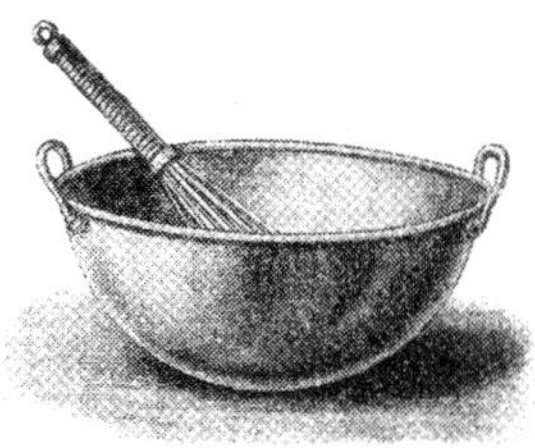

Kräuteressig

Wohlschmeckenden und preiswerten Kräuteressig erhält man, wenn man die Kräuter seiner Wahl (insbesondere eignen sich Estragon, Basilikum, Dill, Pfefferminze, Thymian, Salbei, also alle aromatischen Küchenkräuter) in guten Weinessig einlegt.

Kräuteröl

Reine Kräuteröle (z. B. Pfefferminz- oder Rosenöl) sind meist sehr teuer und oft im Hausgebrauch schwierig einzusetzen. Der Apotheker verwendet sie zur Salbenbereitung, in der kosmetischen Industrie spielen sie eine große Rolle als Zusätze in Cremes, Seifen, Lotionen usw. In unverdünnter Form sind diese Öle oft stark hautreizend. Im Handel sind v. a. Mischungen unterschiedlicher Heilöle, die unter verschiedensten Namen angeboten werden. Bevor Sie diese Öle direkt auf der Haut anwenden, machen Sie am besten einen Empfindlichkeitstest, indem Sie einen Tropfen davon auf der Innenseite des Unterarms verreiben. Es sollte bei Verwendung am Körper keine starke Hautreizung auftreten.

Häufig eignen sich die genannten Öle zum vorsichtigen Inhalieren bei Erkältungskrankheiten. Sie werden hierzu in heißes Wasser gegeben (nur wenige Tropfen!).

Hier ein guter Tipp für die Verwendung von Pfefferminzöl: Geben Sie einige wenige Tropfen auf ein angefeuchtetes Tuch. Wenn Sie dieses auf einen Heizkörper legen, wird der Raum bald von dem angenehm erfrischenden Pfefferminzduft erfüllt sein. Auch die im Handel angebotenen Heilöle können über ein mit Wasser angefeuchtetes Tuch an die Raumluft abgegeben werden. Diese Anwendungsform eignet sich besonders gut bei Erkältungskrankheiten der Atemwege. Für Säuglinge und Kleinkinder sind zu diesem Zweck spezielle Ölmischungen im Handel, die jedoch nur wenn dies in der Gebrauchsanleitung ausdrücklich vermerkt ist auf der Haut angewendet werden können.

Metall

Manchmal sind es gerade die alltäglichsten Gegenstände, die man auf ganz überraschende Weise benutzen kann. Neben den bewährten Hausrezepten waren es v. a. diese kleinen, praktischen Kniffe, die in Omas Haushalt eine große Rolle spielten. Aber auch heute hat nicht jeder z. B. ein kühlendes Spray in der Haus- oder Sportapotheke vorrätig. So hilft beispielsweise bei Wadenkrämpfen ein gerade griffbereites Stück Metall (z. B. Stahl oder Eisen), das schnell auf die krampfende Stelle gelegt wird. Die Kühle des Metalls entspannt oft den verkrampften Muskel.

Nasskaltes Tuch

Bei Nasenbluten ein mehrfach gefaltetes, in kaltes Wasser getauchtes, dann ausgewrungenes Tuch in den Nacken legen. Dies ist eine alte Methode, um Nasenbluten zu stoppen. Sinnvoller allerdings wäre es, dieses Signal des Körpers zu beachten (Nasenbluten als Ventil), und sich vor das Waschbecken zu setzen, den Kopf darüberzuhängen und in aller Ruhe das Ende des Blutens abzuwarten. Danach fühlt sich der Betroffene sehr erleichtert, der Kopf wird wieder frei. Häufiges Nasenbluten muss allerdings unbedingt vom Heilpraktiker oder Arzt abgeklärt werden.

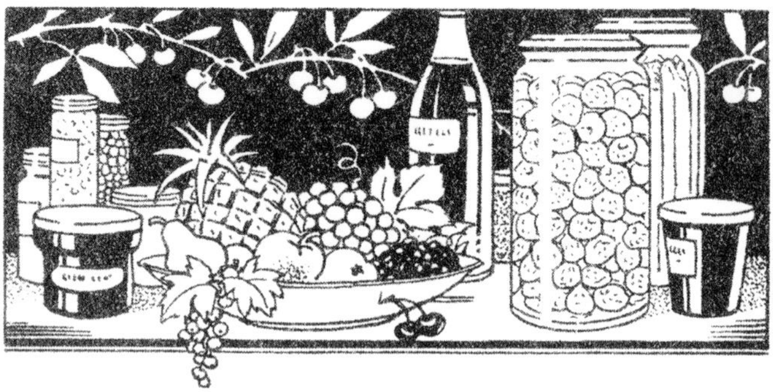

Obsttag

Beispielsweise während der Kirschen- oder Traubenzeit wirkt sich 1 Tag pro Woche, an dem man ausschließlich frische, möglichst unbehandelte (ohne Schädlings- und Düngemittel!) Kirschen bzw. Trauben isst, gut auf vorhandene Beschwerden aus, z. B. sind Kirschen gut bei Gicht. Auch Pflaumen und Äpfel eignen sich in diesem Fall. Natürlich kann man auch gemischt die jeweiligen Früchte der Saison essen und auf jegliche andere feste Nahrung verzichten. (Allerdings sollten insbesondere Gichtpatienten keine Fastenkuren durchführen.)

Ohrandampfung

Ähnlich wie man über warmen Kräuterabkochungen durch die Nase inhaliert, kann man bei entsprechender Kopfhaltung den Kräuterdampf auf das Ohr leiten. Diese Maßnahme wird bei chronischen Ohrenschmerzen empfohlen. Evtl. ein Tuch über den Kopf geben, damit der Dampf nicht entweichen kann. Als Zusätze eignen sich z. B. 1 Handvoll Majoran oder 1 Tasse Essig, jeweils mit Wasser kalt angesetzt und zum Kochen gebracht. Vorsicht: Nicht zu heiß anwenden!

Ölauszug

Hiermit ist das Ausziehen der Pflanzenwirkstoffe in Öl gemeint. Man geht folgendermaßen vor: Die angegebene Menge der gut zerkleinerten und getrockneten (in einigen Fällen auch frischen) Pflanzenteile wird mit gutem, reinem Olivenöl übergossen, bis die Pflanzenteile vollständig bedeckt sind. Generell gilt als grobes Richtmaß: 1 Teil Pflanzen auf 5 Teile Öl. Die Mischung lässt man einige Wochen lang in einer Flasche aus dunklem Glas ziehen und seiht sie dann ab. Danach wird der aus den Pflanzenteilen ausgequetschte Saft der Flüssigkeit wieder hinzugefügt. Ölauszüge werden auch vom Apotheker auf Vorrat gehalten oder nach Wunsch angefertigt.

Rohkost

Diese fördert die Verdauung durch den hohen Anteil an Ballaststoffen, die das nötige Stuhlvolumen erzeugen, sowie durch Anregung von Verdauungssäften und Darmbewegung. Man sollte sich angewöhnen, 1 Drittel der täglich zu sich genommenen Nahrung in Form von Rohkost einzunehmen.

Sauna

Das „Schwitzbad" kennt man in Europa schon lange. Schon bei den Römern war das Prinzip der Sauna bekannt. Zu Großmutters Zeiten war die Lebensart der „Muselmanen" ganz en vogue. Kaffee als Getränk, für die Herren die Orientzigarette und für die, die es sich leisten konnten, ein Besuch im türkischen Dampfbad – das verstand man damals auch unter Lebensart. Die finnische Sauna, wie wir sie heute kennen, war damals noch nicht so verbreitet. Regelmäßige Saunagänge – gleich welcher Art – stärken die Abwehrkräfte, entgiften durch starkes Schwitzen den gesamten Organismus, reinigen die Haut, sind allgemein kräftigend, entspannend und anregend. Herz- und Kreislaufkranke sollten jedoch sehr vorsichtig sein und nur mit ausdrücklicher Genehmigung ihres Arztes in die Sauna gehen. In nahezu jeder Sauna hängen Anleitungen, die man unbedingt beachten sollte.

Tinktur

Tinkturen sind alkoholische Auszüge von Heilpflanzenwirkstoffen. Man kann Tinkturen selbst herstellen, indem man die entsprechende Menge der gut zerkleinerten und getrockneten oder auch der frischen Pflanzenteile in hochprozentigem Weingeist (70 % Alkoholgehalt) oder in gutem Branntwein ansetzt und in einer verschlossenen Flasche aus dunklem Glas während einiger Wochen ziehen lässt. Sie sollte täglich 1-mal geschüttelt werden. Nach dem Abseihen kann die in den Pflanzenteilen enthaltene Flüssigkeit leicht ausgepresst und hinzugefügt werden. Nach den richtigen Mengenverhältnissen erkundigt man sich am besten beim Apotheker. Dieser stellt auch Tinkturen her oder hat sie vorrätig. Zu beachten ist, dass Tinkturen zum innerlichen Gebrauch nur tropfenweise angewendet werden, äußerlich kommen sie v. a. in Umschlägen, zum Gurgeln, zum Einreiben und als Badezusatz in größerer Dosierung zur Anwendung. Dass alkoholische Auszüge bei Kindern nicht zur innerlichen Anwendung kommen sollten, versteht sich von selbst.

Wadenwickel

Diese Wickel sind immer ein gutes und wirksames Mittel bei starkem Fieber. Man wendet sie folgendermaßen an: 2 Tücher aus dickem Stoff (z. B. Handtücher, dünne Handtücher mehrmals falten) werden in kühles Wasser getaucht, dann ausgewrungen und jeweils um beide Waden gewickelt (von den Fußknöcheln bis zu den Knien). Sie werden dann noch mit je einem weiteren, trockenen Tuch umhüllt (dieses sollte nicht aus Synthetik bestehen). Sobald sie warm geworden sind – das ist i. d. R. nach 5–10 Minuten der Fall – sollten Sie sie erneuern. Dies geschieht so lange, bis die Körpertemperatur um etwa 1 °C gesunken ist. Der Patient soll sich dabei wohlfühlen, er soll nicht frieren. Nach 10- bis 20-minütiger Anwendung tritt eine spürbare Erleichterung ein. Nach der Prozedur sollten die Beine sorgsam trocken gerieben werden.
Dies ist das natürlichste Mittel zur Fiebersenkung, sollte aber keinesfalls bei kalten Füßen oder Frösteln angewendet werden. Außerdem ist Fieber eine Heilreaktion des Körpers und es sollte, will man den Körper nicht in seinem Heilungsbestreben hindern, nicht zu früh gesenkt werden. Natürlich sollte Fieber grundsätzlich schulmedizinisch abgeklärt werden.

Wärmflaschen

Die gute alte Wärmflasche eignet sich auch heute noch vorzüglich zur örtlichen Anwendung von trockener und feuchter Wärme.
Fiebrige Erkältungskrankheiten sind oft auch mit Bauchschmerzen verbunden. Hier hilft in vielen Fällen eine mit feuchten Tüchern umwickelte Wärmflasche. Trockene Wärme hingegen entspannt die Magen- und Darmmuskulatur bei kolikartigen Schmerzen (wenn diese länger andauern, sollte unbedingt ein Arzt zurate gezogen werden!) und auch bei schmerzhaften Monatsblutungen. Aber auch allein schon nach einer schlecht verdaulichen Mahlzeit, die sprichwörtlich „schwer im Magen liegt", lindert eine Wärmflasche die Beschwerden. Wer will, kann auf einen Verdauungsschnaps verzichten. Vorsicht: Insbesondere bei Entzündungen (z. B. bei einer Blinddarmentzündung) steigert die Wärme den Infektionsprozess. Die Wärmmethode ist dann nicht anzuwenden. Außerdem können Wärmflaschen bei kleineren Kindern sogar schwere Verbrennungen hervorrufen.

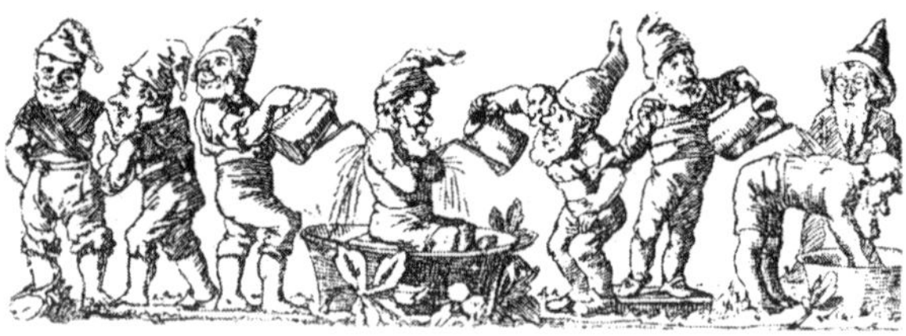

Wechselfußbäder

Diese sind ein bewährtes altes Verfahren zur Gefäßtonisierung (hierunter versteht man eine Erhöhung des Spannungszustandes der Blutgefäße), daher anwendbar z. B. bei Migräne, kalten Extremitäten, müden Beinen sowie allgemein zur Abhärtung. Wechselfußbäder sind allerdings nicht bei Krampfadern anzuwenden, da ist zumindest das warme Bad verboten!
Durchführung: Je einen Eimer mit warmem und mit kaltem Wasser füllen; die Füße ca. 5 Minuten lang in die warme Wanne tauchen und sie dann 5–10 Sekunden lang im kalten Wasser abkühlen. Das Ganze 1–2-mal wiederholen, dann die Füße abtrocknen. Immer mit warmem Wasser beginnen und mit kaltem aufhören.

Wirkstoffe der Heilpflanzen

Die Mehrzahl der heute noch verwendeten Heilpflanzen und ihrer Anwendungsmöglichkeiten waren schon im Altertum bekannt. Das Wissen über ihre Wirkungen gehörte zur allgemeinen Tradition aller Volksgruppen und Kulturstufen. So entwickelte sich aus genauer Beobachtung von Versuch und Irrtum eine jahrtausendealte reiche Erfahrung hinsichtlich der heilenden und schädlichen Wirkungen der Pflanzen und ihrer Anwendungsgebiete in der Heilkunde, auf die wir heute noch zurückgreifen können.
Gleichzeitig jedoch rankten sich um die als geheimnisvoll empfundenen Wirkungen allerlei abergläubige Anschauungen, die wir heute nicht mehr teilen. Wenn die Naturheilkunde und die moderne Medizin in der heutigen Zeit auf die günstigen Wirkungen pflanzlicher Stoffe zurückgreifen, so berufen sie sich teilweise auf die einfache Erfahrung, aber auch

auf die exakte Erforschung und Kenntnis der Wirkstoffe. Um dem Leser eine kurze Einführung in die Wirkungsweise von Heilpflanzen zu geben, seien hier die wichtigsten Wirkstoffgruppen aufgeführt. Bitte beachten Sie, dass hierunter auch giftige Substanzen aufgeführt sind.

Schleim

Die in vielen Pflanzen (z. B. in Lein- oder Quittensamen, Huflattich, Eibisch, Isländischem Moos) enthaltenen Schleimstoffe quellen in Verbindung mit Flüssigkeit stark auf. Sie bewirken hierdurch eine Verdickung und eine bessere Gleitfähigkeit des Darminhalts, wirken also anregend auf die Darmbewegungen (Peristaltik) und somit abführend. Gleichzeitig umhüllt und schützt der Schleim die inneren Schleimhäute, sie werden weniger gereizt und können bei Entzündungen besser abheilen.

Gerbstoff

Dieser hat die Fähigkeit, das in der Haut enthaltene Eiweiß teilweise auszufällen. Hierdurch zieht sich die Haut zusammen, sie wird verdichtet. Auf diesem Wirkungsmechanismus beruht die zusammenziehende, blutstillende, entzündungshemmende und reizlindernde Wirkung vieler Pflanzen (wie Eiche, Blutwurz oder Heidelbeere).

Bitterstoffe

Sie bewirken eine starke Reizung der Geschmacksnerven. Hierdurch wird die Produktion von Verdauungssäften – nicht nur des Speichels, sondern auch der Magen- und Darmdrüsen – angeregt. Eine Verbesserung der Verdauung wird erreicht. Gleichzeitig wirken Bitterstoffe appetitanregend (Beispiele: Tausendgüldenkraut, Wermut, Enzian).

Ätherische Öle

Diese Öle sind würzige und stark riechende, leicht flüchtige und flüssige Stoffe, die in vielen Pflanzen (Pfefferminze, Kamille, Salbei, Kümmel, Anis, Baldrian u. a.) vorkommen. Sie haben allgemein entzündungshemmende und unterschiedliche Wirkungen, beispielsweise auf das Zentralnervensystem, auf die Drüsentätigkeit, auf Herz und Kreislauf, und wirken hautreizend, abschwellend oder antibiotisch.

Glykoside

Diese chemischen Verbindungen spalten sich unter bestimmten Bedingungen in Zuckermoleküle und andere Wirkstoffe (Aglykone). Letztere sind verschiedenster chemischer Herkunft und entfalten je nach ihrer chemischen Zusammensetzung unterschiedliche Wirkstoffe im Körper. Die im Maiglöckchen enthaltenen Glykoside wirken z. B. auf die Herztätigkeit, die Glykoside des Faulbaums dagegen auf den Darm.

Saponine

Diese meist bitter schmeckenden Verbindungen (ebenfalls Glykoside) schäumen in wässriger Lösung. Ihr Name leitet sich von lat. *sapo* = Seife ab. Saponine wirken reizend auf die Schleimhäute (daher die Verwendung von saponinreichen Pflanzen, z. B. der Schlüsselblume, als auswurffördernde Mittel), weiterhin regen sie die Tätigkeit innerer Drüsen an. Abschließend soll hervorgehoben werden, dass viele Pflanzen mehrere Wirkstoffgruppen enthalten. Bei der Heilwirkung addieren sich diese Wirkungen, bzw. sie widersprechen sich. Häufig können daher durch das Zusammenwirken verschiedener Heilkräuter (z. B. in Teemischungen, in Spezialzubereitungen) die besten Heilwirkungen erreicht werden.

Innere Anwendung

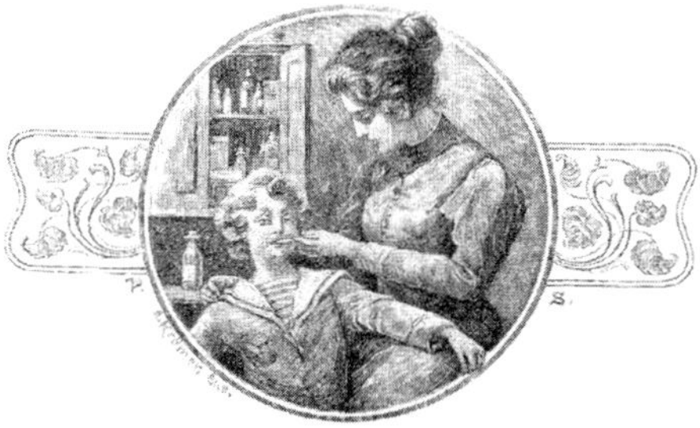

Abführtee

Ein leicht abführender Tee gegen Darmträgheit ist empfehlenswert. Dazu je 20 g Leinsamen und Faulbaumrinde, je 10 g Löwenzahnwurzel, Kümmelfrüchte, Pfefferminzblätter, Fenchelfrüchte, Kalmuswurzel mischen. Pro Tasse 1 TL dieser Mischung mit kochendem Wasser übergießen, 10 Minuten ziehen lassen und 1–2 Tassen pro Tag trinken. Dieser Tee entspannt gleichzeitig den Darm, regt die Besaftung des Magens an (durch die „Brotgewürze" Kümmel und Fenchel, die die Drüsen entspannen) und lässt Blähungen abgehen. Abführtee sollte man nicht über einen längeren Zeitraum einnehmen, ohne den Heilpraktiker oder Arzt zu konsultieren.

Ackerschachtelhalmtee

Ein Tee aus Ackerschachtelhalm wird aus 4–8 EL des Krauts auf 1 l Wasser (nicht kochen, besser länger ziehen lassen) bereitet. 2–3 Tassen täglich einnehmen. Dieses Gewächs war auch schon früher gut bekannt. Ackerschachtelhalm ist v. a.

ein Heilmittel gegen mangelnde Harnabsonderung. Zur Durchspülung der Nieren bei vorhandenem Nierengrieß (trüber, grießeliger Urin, meist Vorstufe von Nierensteinen) ist Ackerschachtelhalm besonders geeignet. Allerdings darf er nicht zur Ausschwemmung von Wasseransammlungen bei Nieren- oder Herzerkrankungen verwendet werden. 3–4 Tassen über den Tag verteilt getrunken spült Ackerschachtelhalmtee außerdem die Harnwege durch und ist hilfreich bei Blasenentzündungen, häufigem Harndrang und Brennen beim Wasserlassen. Die Beschwerden sollten aber vom Heilpraktiker oder Arzt abgeklärt werden. Eine Mischung aus Zinnkraut und Johanniskraut (hier aber nicht gekocht, sondern nur mit kochendem Wasser übergießen und 10 Minuten ziehen lassen) hilft bettnässenden Kindern, wenn sie 1–2 Tassen pro Tag trinken (nicht später als 1 Stunde vor dem Schlafengehen).

Alpenwegerichtee

Dieser Tee (1 EL des Krauts auf ½ l Wasser, kurz kochen und ziehen lassen) ist hilfreich gegen Husten. Als Abführmittel 1 EL des Samens auf 1 Glas Wasser kalt ansetzen und einige Stunden quellen lassen. Durch Mull abseihen.

Anistee

Anis kann sowohl als Tee wie als Öl (allerdings seltener) eingesetzt werden. Als Tee (1 EL frisch zerstoßenen Anissamen auf 1 l Wasser kalt ansetzen und bis kurz vor dem Kochen erhitzen) wirkt Anis wohltuend bei blähungsbedingten Bauchschmerzen und bei zähem Husten. Wegen seiner leicht entkrampfenden Wirkung ist Anistee für Säuglinge und Kleinkinder sehr zu empfehlen. Als Alternative zur Teezubereitung kann man auch 3-mal pro Tag je 5 Tropfen Anisöl in etwas warmem Wasser nach dem Essen einnehmen. Dies löst ebenso die lästigen Blähungen. Evtl. im täglichen Wechsel mit Fenchelöl vorgehen.

Anregungstee

Zur allgemeinen Anregung und Stimulierung empfiehlt sich ein Tee aus gestoßenen Dill-, Fenchel, Koriander- und Liebstöckelsamen zu gleichen Teilen (z. B. je 20 g) gemischt. 1 TL davon mit 1 Tasse kochendem Wasser übergießen, zugedeckt 5–10 Minuten ziehen lassen und kurmäßig 1–2 Tassen jeweils nach den Mahlzeiten trinken. Durch die drüsenentspannende Wirkung dieser „Brotgewürze“ und ihrer ätherischen Öle wird eine Anregung der Verdauungs- und anderer Drüsen erreicht.

Apfel

Manches aus Omas Wissensschatz drohte nur deshalb in Vergessenheit zu geraten, weil es so einfache, selbstverständliche Dinge sind, die nicht durch den Reiz des Exotischen auf sich aufmerksam machen. Bei Durchfall hilft ganz simpel als probates Mittel der Apfel! 1–1,5 kg Äpfel über den Tag verteilt jeweils frisch geschält und gerieben essen. Durch das Absorbieren der Gifte wird der Durchfall meist gestoppt. Tritt nach spätestens 3 Tagen keine Besserung ein, ist der Heilpraktiker oder Arzt aufzusuchen.

Arnikatee

Als Tee entweder 1 TL Blüten auf 1 Tasse kochendes Wasser geben und kurz ziehen lassen oder 3–5 Tropfen Arnikatinktur in 1 Tasse Weißdorntee auflösen. Besser nimmt man jedoch standardisierte Zubereitungen aus der Apotheke. Als kreislaufanregendes und herzstärkendes Mittel lindert Arnikatee auch die Beschwerden bei Angina pectoris. Von diesem Tee täglich höchstens bis zu 2 Tassen trinken! Arnika wirkt bei sehr hoher Dosierung reizend auf Magen und Darm. Bei Vergiftungssymptomen Erbrechen herbeiführen und sofort den Arzt aufsuchen!

Baldrian

Baldrianpulver

Baldrian in pulverisierter Form (aus der Apotheke) mit etwas Honig zu einem Brei vermischen und 2–3-mal am Tag etwas von dieser Paste im Mund zergehen lassen. Hilfreich bei Nervosität, nervöser Schlaflosigkeit, aber auch bei Migräne.

Baldriantee

1 TL Baldrianwurzel mit 1 Tasse heißem Wasser übergießen. 10 Minuten zugedeckt ziehen lassen, dann abseihen. Dieser nervenberuhigende Tee lindert, evtl. in Zusammenwirkung mit Johanniskrauttee, auch leichtere Depressionen. 1 Tasse abends vor dem Schlafengehen trinken. Dies ist eine zuverlässige Einschlafhilfe. Baldrian ist bei allen diesen Störungen eher anzuraten als die allseits bekannten „chemischen" Mittel; er hat im Gegensatz zu diesen, solange er mäßig angewandt wird, keine Nebenwirkungen, und sein Gebrauch führt nicht zur Gewöhnung.

BALDRIAN-MELISSEN-TEE

Je 50 g Baldrianwurzen und Zitronenmelissenkraut mischen und davon 1–2 TL mit kochendem Wasser übergießen. 10 Minuten ziehen lassen, abseihen und warm trinken. Dieser Tee beruhigt die Nerven. Man kann auch tagsüber 2–3 Tassen mit etwas Honig gesüßt trinken.

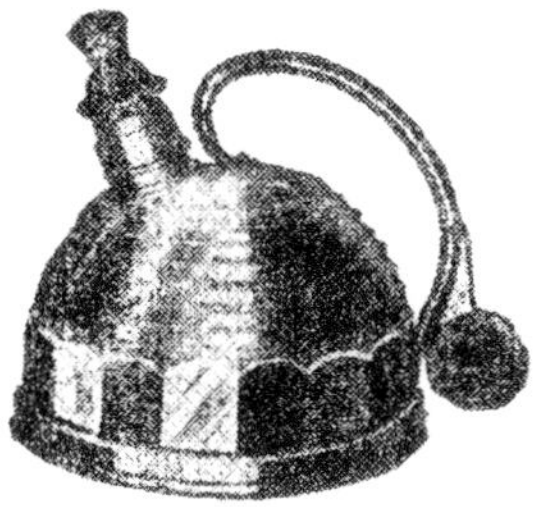

Bärentraubenauszug

Als Tee (1 EL der zerkleinerten Blätter, besser noch grobes Pulver, über Nacht ziehen lassen in 1 Tasse kaltem Wasser) zusammen mit 1 Msp. Natriumbikarbonat (wegen der für die Heilwirkung notwendigen alkalischen Reaktion des Urins) bei Blasenentzündungen, Blasen- und Nierenschwäche, Grieß- und Steinleiden, kurz allen entzündlichen Vorgängen im Nieren- und Blasenbereich trinken. Das Kraut nicht in abgekochter Form und nicht länger als ca. 1 Woche verwenden, da dann zu viel der in den Blättern enthaltenen Gerbsäure ausgeschieden wird (evtl. folgen Erbrechen oder Übelkeit). Bei einer Infektion der Blase und/oder der Nieren sollte der Arzt zurate gezogen werden. Bitte nicht anwenden bei Kindern unter 12 Jahren, während der Schwangerschaft und in der Stillzeit.

Bibernellentee

Als Tee (2 TL in ¼ l Wasser kurz aufkochen und ziehen lassen) bei zähem Husten, bei Heiserkeit und Entzündungen des Rachenraums trinken.

Bienenwaben

Etwa 2 Monate vor dem aus Erfahrung der Vorjahre erwarteten Beginn eines Heuschnupfens können Sie täglich etwa 1–2 EL Bienenwaben langsam auskauen, und diese Kur während der ganzen Heuschnupfenzeit durchführen. Damit erzielt man bald eine merkliche Linderung, wenn nicht gar ein Ausbleiben der Beschwerden.

Bierhefe

Bierhefe ist reich an Spurenelementen wie Eisen, Kalium, Magnesium und Phosphor sowie an Vitaminen. Sie wird bei Blutarmut und als Aufbaumittel für geschwächte Kinder sowie nach längeren Krankheiten gegeben. 1 EL pro Tag, mehrere Tage lang eingenommen, kann auch bei Ausschlägen von Kinderkrankheiten helfen. Bierhefe ist im Reformhaus oder Naturkostladen erhältlich.

Birkentee

Birkentee (1 Handvoll Blätter mit 1 l kochendem Wasser übergießen, 15 Minuten ziehen lassen) bei Entzündungen der Blase und der Harnwege zum wirkungsvollen Anregen der Harnabsonderung hilfreich. Ebenfalls zu empfehlen ist dieser Tee bei Rheumatismus und Gicht. Er kann selbst bei Nierenerkrankungen bedenkenlos verabreicht werden, da von ihm keine nierenreizende Wirkung ausgeht. Allerdings sollte Birke nicht zur Wasserausschwemmung verwendet werden, die auf eine Nieren- oder Herzkrankheit zurückgeht. Als Blutreinigungstee und für Frühjahrskuren ist die Birke ebenfalls bestens geeignet; hier kommt auch der Birkensaft zur Anwendung (in Apotheken erhältlich), den man bei innerlichem Gebrauch verdünnen sollte.

Blut

BLUTDRUCKTEE

Eine Teemischung, die zusätzlich zu anderen Arzneien bei hohem Blutdruck eingenommen werden kann. Weißdornblüten, Zinnkraut (Ackerschachtelhalm) und Mistelkraut zu gleichen Teilen mischen (z. B. je 30 g). 1 EL pro Tasse Wasser kalt ansetzen, zum Kochen bringen und 5 Minuten köcheln lassen. Morgens und abends je 1 Tasse davon trinken.

BLUTREINIGUNGSTEES

Zur Entschlackung (besonders zu empfehlen im Frühjahr, aber auch im Herbst) eignet sich die kurmäßige Anwendung folgender Tees: Löwenzahn (Kraut und Wurzel), Brennnessel, Ringelblume, Schafgarbe und Zinnkraut. Entweder nimmt man die einzelnen Kräuter im Wechsel, z. B. je 1 Woche Lö-

wenzahn, Brennnessel usw., oder man mischt sie beliebig und gibt evtl. zur Geschmacksverbesserung einige Blätter Pfefferminze hinzu. Pro Tasse Wasser 1 TL der Mischung mit heißem Wasser übergießen und 5–10 Minuten zugedeckt ziehen lassen; täglich 3–4 Tassen davon trinken.
Über die Anregung der inneren Drüsen sowie von Leber, Galle, Darm, Nieren und Haut wird eine Entschlakung und Reinigung des Körpers erreicht.

Blutwurztee

Als Tee (2 EL der getrockneten und zerkleinerten Wurzel in ½ l Wasser 5 Minuten kochen, dann kurz ziehen lassen) angewendet wirkt Blutwurz bei allen Entzündungen des Magens und des Darms (z. B. bei Magenschleimhautentzündungen, auch bei Durchfällen). Wegen seines sehr bitteren Geschmacks sollte die Einnahme aber nur löffelweise über den ganzen Tag verteilt werden. Bitte wenden Sie Blutwurz dagegen auf keinen Fall bei Magen- oder Zwölffingerdarmgeschwüren an, da diese Erkrankungen durch die Blutwurzwirkung zusätzlich verschlimmert werden können.

Bohnen

Bohnenblütentee

Bohnenblütentee gilt als uraltes Mittel gegen Nierensteine, Nierenkolik und Gicht. 1 TL Bohnenblüten (evtl. selbst sammeln) mit 1 Tasse kochendem Wasser überbrühen und den Abguss nach 10 Minuten zugedecktem Ziehen trinken (2–3 Tassen pro Tag).

BOHNENSCHALEN
Ein Tee aus Bohnenschalen eignet sich vorzüglich als Zusatzbehandlung bei Zuckerkrankheit (Diabetes mellitus). Dafür 1–2 TL der Schalen der Garten-(Busch-)bohnen mit 1 Tasse kochendem Wasser übergießen. Anschließend 10 Minuten zugedeckt ziehen lassen. 3–4 Tassen pro Tag getrunken fördern auch die Urinausscheidung. Bohnenschalen gibt es auch in pulverisierter Form als Medikament in der Apotheke.

Brennnessel

BRENNNESSELKUR
Empfehlenswert ist eine blutreinigende Frühjahrskur mit Brennnessel-Presssaft, die die im Winter angesammelten Stoffwechselschlacken aus dem Körper ausschwemmt: Frisch gepflückte junge Brennnesseln in einer Saftpresse auspressen. Je 1 EL des frischen Saftes mit 5 EL Buttermilch verdünnen, und die Kur mit dieser Menge beginnen. Man steigert je nach Verträglichkeit, Alter und Konstitution bis zu 5 oder 10 EL Brennnesselsaft, jeweils verdünnt mit der 5-fachen Menge an Buttermilch. Soweit verträglich, die Kur 1–2 Wochen lang durchführen.

BRENNNESSELSUPPE
Diese Suppe ist eine der besten Anwendungen bei Gicht und Rheuma. Frisch gepflückte junge Brennnesselblätter zerkleinern und in etwas Brühe (auf pflanzlicher Basis) zum Kochen bringen. Diese Suppe kurmäßig gegessen fördert die Ausscheidung über die Nieren.

BRENNNESSELTEE
Brennnesselkraut mit kochendem Wasser (1 TL Kraut pro Tasse) übergießen und 5–10 Minuten zugedeckt ziehen lassen.

1 l Tee über den Tag verteilt trinken. Dies hilft bei hohem Blutdruck. Die Brennnessel ist außerdem ein wassertreibendes, blutbildendes und die Organe anregendes Kraut, das bei allen Nieren- und Blasenerkrankungen eingesetzt werden kann. Ferner verschafft sie auch bei rheumatisch-gichtigen Beschwerden und bei einem Hexenschuss Linderung. Bei Magenbeschwerden genügen 1–2 Tassen pro Tag.

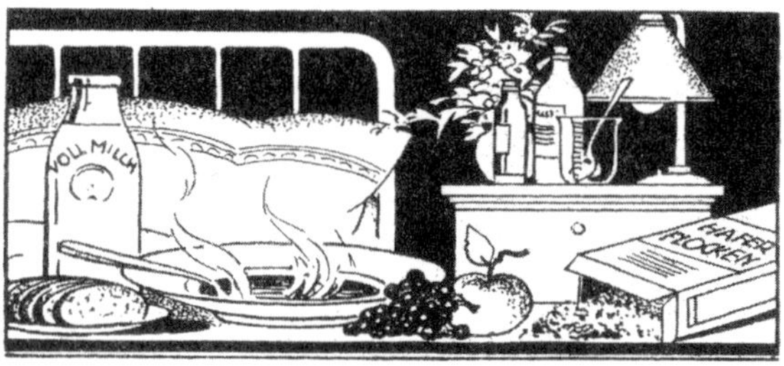

Brombeerblättertee

3 TL der Blätter mit ½ l kochendem Wasser übergießen oder kurz aufkochen und 10 Minuten zugedeckt ziehen lassen. Die Pflanze hat sich als Heilmittel gegen gelegentliche oder unspezifische Durchfallerkrankungen gut bewährt. Umstritten ist die Wirksamkeit des Tees aus den Brombeerblüten gegen zu lange anhaltende Monatsblutungen. Auf jeden Fall über den Tag verteilt mehrere Tassen davon trinken. Fermentierte und getrocknete Brombeerblätter bilden ferner einen guten Ersatz für schwarzen Tee. Man verfahre wie folgt: Die frisch gepflückten jungen Blätter werden über Nacht zusammengehäuft an einen warmen Ort gelegt. Hiernach werden sie so stark gequetscht, dass ein Teil ihres Saftes austritt, um die Gärung in Gang zu bringen. Die dann in Alufolie eingepackten Blätter

werden wiederum an einem mäßig warmem Ort aufbewahrt (1–2 Tage liegen lassen) und anschließend getrocknet.

Bruchkrauttee

Als Tee (1 EL des Krauts mit ¼ l heißem Wasser überbrühen und 15 Minuten ziehen lassen) wirkt Bruchkraut schmerzlindernd und harntreibend bei Blasenentzündungen und Nierenleiden. Um eine Schädigung der Wirkstoffe zu verhindern, sollte man Bruchkraut auf keinen Fall kochen.

Brunnenkresse

Der Tee (1–2 TL des Krauts mit 1 Tasse kochendem Wasser übergießen, ziehen lassen und abseihen), der verdünnte Saft und der Salat (wie gewohnt zubereiten) sind hilfreich als Blutreinigungsmittel und als leicht abführendes und galletreibendes Mittel (bei Blasenerkrankungen) sowie bei Bronchitis und bei allen Erkältungskrankheiten wegen des Vitamin-C-Gehalts geeignet.

Dörrpflaumen

Backpflaumen sind ein gutes Mittel zur Regulierung der Verdauung. 4–5 Dörrpflaumen einige Stunden (z. B. über Nacht) in Wasser einlegen und morgens nüchtern essen. Auch das Einweichwasser trinken! Bei Verstopfung eine hervorragende Hilfe.

Dosttee

Als Tee (1 EL des Krauts in ¼ l Wasser stark erhitzen und ziehen lassen) bei Magen- und Darmkrankheiten hilfreich. Der desinfizierenden Wirkung hier steht bei seiner Verwendung bei Bronchialkatarrh eine schleimlösende Wirkung gegenüber. Sinnvoll wirkt Dost darüber hinaus auch als stopfendes Mittel bei leichten Durchfällen.

Eberrautentee

1 TL Eberrautenkraut pro Tasse mit kochend heißem Wasser überbrühen, 10 Minuten kochen, ziehen lassen, dann abseihen. Dieser Tee hilft beispielsweise bei Appetitlosigkeit von Kindern, Durchfall und Blasenschwäche; ein Versuch lohnt sich auch bei Befall mit Madenwürmern. Bitte wenden Sie die Eberraute nicht in der Schwangerschaft an.

Efeutee

Sie sollten einen solchen Tee (1 EL auf ¼ l siedendes Wasser, 5–10 Minuten ziehen lassen) bei zähem Husten, bei Keuchhusten, bei Leber- und Gallenleiden zu sich nehmen. Er hat eine beruhigende Wirkung. Vorsicht! Efeubeeren sind giftig. Verwendet werden nur die jungen Blätter der Pflanze.

Eisenkrauttee

1 TL Eisenkraut mit 1 Tasse kaltem Wasser ansetzen, 6–8 Stunden ziehen lassen und leicht erwärmt trinken. Die Pflanze beeinflusst den Körper positiv und trägt zu Wohlbefinden und guter Laune bei. 1 Tasse pro Tag wird bei zu schwacher Monatsblutung empfohlen. Der Tee wirkt magenstärkend, kräftigend und schleimlösend bei Husten. Der Tee kann auch schneller hergestellt werden, jedoch leidet dadurch die Wirkungskraft des Eisenkrauts (1 TL des Krauts mit 1 Tasse kochendem Wasser überbrühen, ziehen lassen und abseihen).

Engelwurztee

Wird als Tee (1 TL der Wurzel auf 1 Tasse Wasser geben, kurz kochen und ziehen lassen) oder als Kräuterlikör zur Appetitsteigerung, zur Beruhigung des Magens, bei Blähungen und Gallenstörungen verwendet. In sehr hoher Dosierung kann sich Engelwurz schädlich auswirken. Bitte nicht in der Schwangerschaft anwenden.

Enziantee

1 EL zerkleinerte Enzianwurzel in 1 großen Tasse (¼ l) Wasser kalt ansetzen; nach 8–12 Stunden das Ganze zum Kochen bringen und nach dem Kochen sofort abseihen. Auf Trinktemperatur abkühlen lassen und vor den beiden Hauptmahlzeiten je 1 Tasse täglich trinken. Die Bitterstoffe des Enzians wirken magensaftanregend, geben so Appetit und sorgen für eine

gute Verdauung. Ferner beschleunigt Enzian den Stoffwechsel und trägt zur Blutreinigung bei, v. a. nach durchgestandenen Krankheiten. Deshalb ist er auch für eine Frühjahrskur zu empfehlen – besonders wenn man zu Blutarmut und Verstopfungen neigt – mit kurmäßiger Anwendung über 1–2 Wochen. Die gleiche, wenn auch wesentlich geringere Wirkung hat der Enzianschnaps. Enzian bitte nicht in der Schwangerschaft anwenden oder wenn Sie unter hohem Blutdruck leiden.

Erdbeerblätter

1–2 TL Erdbeerblätter und -wurzeln mit 1 Tasse kaltem Wasser ansetzen und kurz zum Kochen bringen. Nach 10 Minuten zugedecktem Ziehen abseihen. 2–4 Tassen pro Tag getrunken helfen durch Ausschwemmung von Harnsäure gegen Gichtschmerzen.

Estragontee

Vielen ist Estragon nur als Küchenkraut bekannt. Als Tee (1 EL des getrockneten Krauts mit 1 Tasse kochendem Wasser übergießen, ziehen lassen und abseihen) wirkt Estragon appetitanregend und magenstärkend und ist hilfreich bei Blähungen, Gelenkrheuma und Wassersucht. Bitte nicht in der Schwangerschaft anwenden.

Eukalyptus

Jeder kennt den Geschmack von Eukalyptusbonbons, wenige aber wissen, dass sich dahinter ein majestätischer, ursprünglich australischer Baum verbirgt. Die Blätter dieses Baumes enthalten das ätherisches Öl Eukalyptol, das in der Heilkunde v. a. bei Husten, Bronchialasthma und als Zugabe zu Einreibemitteln verwendet wird. Sein Ruf war schon zu Großmutters Zeiten legendär, und auch schon damals war es beim Apotheker erhältlich. Wie bei allen ätherischen Ölen kann die Anwendung von Eukalyptusöl im Kopf- und Brustbereich bei Säuglingen und Kindern zu Atemstörungen führen!

Feigen

Feigenobst

Feigen wirken v. a. gut bei Darmträgheit und nehmen die Lust auf Süßes, besonders bei Heißhunger. Ihr natürlicher Zucker schadet weniger als die gebräuchliche Raffinade in Süßwaren. Schon früher wurden Feigen im guten „Kolonialwarenhandel" angeboten.

Feigenwasser

Man weicht einige Feigen über Nacht in Wasser ein und isst sie vor dem Frühstück, das hilft der Verdauung bestimmt „auf die Sprünge"! In Milch gekocht haben sie auch eine gute Wirkung bei zähem Husten.

Fenchel

FENCHELÖL

3-mal täglich je 5 Tropfen Fenchelöl in einem Glas warmem Wasser nach dem Essen eingenommen, löst lästige Blähungen. Evtl. im täglichen Wechsel mit Anisöl anwenden.

FENCHELTEE

Als Tee (1 EL Fenchelsamen, frisch angestoßen mit einem Mörser, um die Ölkanäle freizulegen, auf ½ l kaltes Wasser oder Milch, bis zum Kochen erhitzen, ziehen lassen und abseihen) wirkt Fenchel schleimlösend und hustenreizstillend bei Bronchialkatarrh. In der Kinderheilkunde wird Fenchel seit Jahrhunderten zur Beruhigung oder bei Blähungen als leicht abführendes, harntreibendes und krampflösendes Mittel verwendet. Fenchelsamen als Beigabe zu abführenden Kräutertees (z. B. Faulbaum) verhindert schmerzhafte Blähungen.

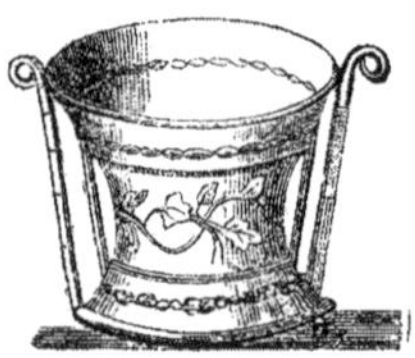

Fieber

FIEBERDIÄT

Bei vielen fiebrigen Erkrankungen hat man keinen Appetit. Der Körper möchte geschont werden. Es ist, sofern es Ihr Arzt nicht ausdrücklich verboten hat, wichtig, reichlich Flüssigkeit zu sich zu nehmen. Hierfür eignen sich in besonderer Weise fiebersenkende Kräutertees (Kamille, Lindenblüten, Holunder, Fenchel). Leichte Kost, bestehend aus Obst, gut verdaulichen Suppen, Getreidebrei und Gemüsesäften entlastet den Körper auf angenehme Weise.

FIEBERTRUNK

Je ¼ l Milch und Wasser sowie ⅛ l Weißwein zusammen mit 125 g Zucker kurz aufkochen lassen. Anschließend 6 EL frischen Zitronensaft beigeben. Bei Fieber mehrmals am Tag 1 Tasse von dieser Mischung trinken.

Frauenmanteltee

Als Tee (3 EL der Pflanze auf ½ l Wasser kalt aufsetzen und kurz kochen lassen) bei starken Periodenblutungen und im Klimakterium hilfreich.

Galgant

Hilfreich bei Schwindel, Schwäche mit Schmerzen, die vom Herzen ausgehen, bei Verkrampfungen des Verdauungstrakts und der Gallenblase. Auch bei Viruserkrankungen erzielt man häufig gute Erfolge mit dieser Pflanze. Man kann Galgant in Tablettenform in Wasser gelöst einnehmen oder ihn äußerlich in Form von Umschlägen anwenden, die in seinem Abguss getränkt werden. Diesen Abguss kann man auch innerlich anwenden, also 2–3 Tassen täglich trinken (1 TL des zerkleinerten Wurzelstockes mit 1 Tasse kochendem Wasser übergießen und 10 Minuten zugedeckt ziehen lassen).

Gerstenwasser

Das gesunde, erfrischende Getränk wird wie folgt hergestellt: 2 EL Gerste in der Pfanne schön gelb erhitzen (ständig umrühren), anschließend mit ½ l Wasser übergießen und 1 Stunde kochen lassen. Das abgeseihte Gerstenwasser nach dem Abkühlen auf Trinktemperatur je nach Geschmack mit natürlicher Süße (Honig, Birnendicksaft, Ursüße) versetzen und tassenweise trinken. Evtl. mit etwas frisch gepresstem Fruchtsaft mischen.

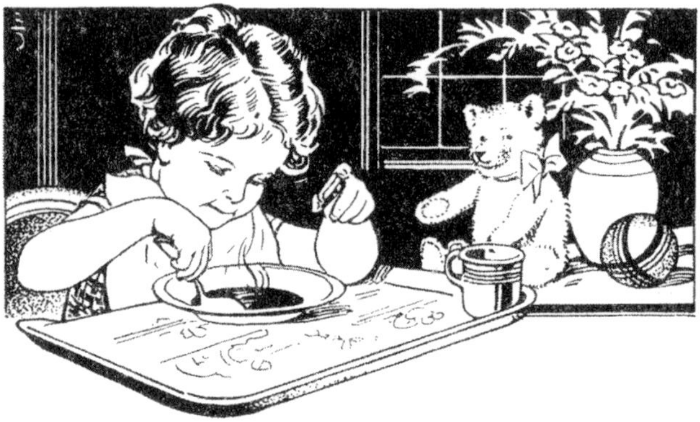

Gürtelrosentee

1 TL Bohnenkraut (evtl. Bohnenkraut und Thymian gemischt) mit 1 Tasse kochend heißem Wasser überbrühen und 10 Minuten zugedeckt ziehen lassen. 2–3 Tassen pro Tag sind eine gute Zusatzbehandlung bei Gürtelrose (Herpes zoster); der Heilpraktiker oder Arzt muss bei dieser Erkrankung auf jeden Fall aufgesucht werden.

Hafer

HAFER-HONIG-BREI

Speisehafer fein mahlen und mit Wasser zu einem dünnen Brei vermischen, der danach quellen soll. Morgens heiße Milch darunterrühren und mit Honig süßen. Evtl. getrocknete oder frische Früchte beigeben. Dieser Brei gibt Kraft nach langen Krankheiten oder bei allgemeiner Schwäche. Empfehlenswert, allerdings ohne Milch und Honig, als warme Mittags- oder Abendmahlzeit, mit gekörnter Brühe, Sojasoße und Gemüse (z. B. Tomaten) angemacht.

HAFERSCHLEIMKUR

Eine kurmäßige Anwendung der Haferschleimsuppe ist zu empfehlen bei rheumatisch-gichtigen Beschwerden. Man ersetzt eine der täglichen Mahlzeiten mit einer Haferschleimzubereitung und führt dies nach eingetretenem Erfolg (Schmerzfreiheit) noch 1–2 Monate weiter. Vorbeugend sollte man diese Kur 1–2-mal pro Jahr je 1 Monat lang, am besten im Frühjahr oder Herbst, durchführen.

Harntherapie

Das Trinken von eigenem Harn in kleinen Mengen war früher als Therapie üblich, und viele Leiden wurden dadurch geheilt. Man kann ein Schnapsglas voll des eigenen Urins mit ebenso viel Magenbitter mischen und dies 1-mal pro Tag trinken.

Heidelbeere

Getrocknete Heidelbeeren

Heidelbeeren wirken, in getrockneter Form zu einem Tee aufgegossen, stopfend und sollen daher bei gelegentlichem Durchfall eingenommen werden. Dazu 1 EL getrocknete Beeren auf 1 Tasse Wasser geben, kurz kochen, ziehen lassen und dann abseihen. Frische Heidelbeeren hingegen führen übrigens ab. Sie können jedoch auch mehrmals täglich 1 Handvoll getrockneter Beeren kauen, das hat dieselbe Wirkung. Wer es nicht so trocken mag, kann die Trockenbeeren vor der Einnahme einige Stunden lang in Wasser einweichen. Lang anhaltender Durchfall muss selbstverständlich vom Arzt oder Heilpraktiker abgeklärt werden.

Heidelbeertee

Ein Tee aus Heidelbeerblättern (1 TL auf 1 Tasse Wasser kurz kochen, dann ziehen lassen) soll unterstützende Wirkung bei leichten Formen von Zuckerkrankheit haben (Immer erst den Arzt befragen! Auf keinen Fall verordnete Insulin-Verabreichungen weglassen oder reduzieren und sich dann nur auf den Tee verlassen!) Heidelbeertee und -wein haben ferner zusammenziehende Wirkung auf die Mundschleimhäute, sie sind ein wirksames Mittel zum Trinken oder Gurgeln bei Entzündungen des Mund- und Rachenraums. Anders als zu Omas Zeiten sollten Sie den Heidelbeerwein im Reformhaus kaufen und nicht versuchen, diesen selbst anzusetzen. Nur wer viel Erfahrung mit selbst angesetzten, gärenden Getränken hat, sollte sich daranwagen – das Risiko, dass wegen des Überdrucks Flaschen explodieren, ist sonst zu hoch!

Heuschnupfentee

2 Monate vor dem erwarteten Ausbruch des Heuschnupfens folgende Teemischung trinken: Lindenblüten, Pfefferminze, Salbei und Thymian zu gleichen Teilen gemischt (z. B. je 25 g), 1 TL pro Tasse mit heißem Wasser übergießen und 10 Minuten ziehen lassen. 2–3 Tassen pro Tag trinken. Bitte während der Schwangerschaft und Stillzeit nicht anwenden.

Hirtentäscheltee

2–3 TL Hirtentäschelkraut mit 1 Tasse kochendem Wasser übergießen und nach 10 Minuten zugedecktem Ziehen abseihen. Man kann auch dieselbe Menge Kraut mit 1 Tasse kaltem Wasser ansetzen (Kaltauszug) und den Tee, nachdem er 6–8 Stunden gestanden ist, leicht angewärmt trinken. 2–3 Tassen pro Tag trinken.

Dieser Tee hilft bei zu starker Periode (1 Woche vor erwartetem Beginn mit der Teekur beginnen) und bei Nasenbluten. Generell kann man den Tee bei allen durch den Heilpraktiker oder Arzt abgeklärten Blutungen trinken. In Absprache darf der Tee auch bei Magen- und Darmblutungen begleitend eingesetzt werden. Sehr gut hilft er auch bei blutenden Hämorrhoiden. Dieser Tee wirkt auch leicht kreislaufregulierend. Bitte wenden Sie Hirtentäschel in der Schwangerschaft nicht an. Ebenso sollten Sie bei einer bestehenden Überfunktion der Schilddrüse unbedingt darauf verzichten.

Holunder

Holunderbeersaft

Den im Winter so wertvollen Saft entweder aus selbst gesammelten Holunderbeeren herstellen (Holunderpresssaft, s. u.) oder auf Fertigprodukte aus dem Reformhaus zurückgreifen. Bei den ersten Anzeichen von Erkältung den Saft möglichst heiß erwärmen und über den Tag verteilt immer wieder einige Schlucke trinken. Durch seine schweiß- und harntreibende Wirkung entgiftet Holunderbeersaft den Körper, sodass die Krankheit oft schon im Anflug besiegt wird. Ersatzweise hilft auch Holundertee. Holunderbeeren wurden früher zur Frühjahrskur empfohlen, doch sie sind, in großen Mengen genossen und im unreifen Zustand, leicht giftig. Man sollte also hierfür auf Holunderbeerensaft zurückgreifen.

Holunderpresssaft

Die schwarzen Beeren des Holunders pressen und mehrmals täglich von dem Saft 1 EL einnehmen. Neben seiner allgemein tonisierenden Wirkung hilft er speziell bei Nervenschmerzen (Trigeminusneuralgie, Ischialgie und Rheuma). Holunderbeeren enthalten viel Vitamin C. In unreifem Zustand sind sie leicht giftig!

Holundertee

1 EL weiße Holunderblüten mit 1 Tasse kochendem Wasser übergießen und nach 5–10 Minuten Ziehen abseihen. 3–4 Tassen täglich von diesem Tee dienen zur Blutreinigung, wirken schweißtreibend und helfen besonders bei Bronchitis, aber auch bei anderen Erkrankungen wie bei Keuchhusten, Asthma, Grippe und Rheuma. Will man die Schweißproduktion des Körpers anregen, so trinkt man ihn am besten – mit Honig gesüßt – während oder nach einem heißen Bad und legt sich anschließend in das mit der Wärmflasche angewärmte Bett. Holundertee ist leicht harntreibend und daher

auch bei Blasenerkrankungen angezeigt, vorzuziehen ist in diesem Fall aber Holundersaft.

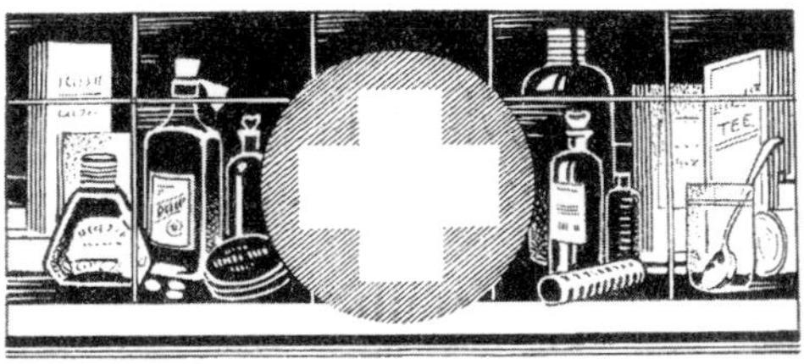

Honig

Honigmilch

In 1 Glas heiße Milch 1 EL Honig rühren. Vor dem Schlafengehen trinken. Dies fördert den Schlaf, wirkt aber auch bei Halsweh und beginnender Erkältung.

Honigzwiebel

Eine geschälte und zerkleinerte Zwiebel, die zusammen mit etwas Honig gekocht wird, hilft nach Pfarrer Kneipp gegen Beschwerden beim Wasserlassen. Außerdem ist Honigzwiebelsirup innerlich angewandt wirksam gegen Husten.

Hopfenpräparate

Im Fachhandel erhältliche Hopfenpräparate (Hopfenpulver, Hopfentinktur usw.) werden bei leichten Schlafstörungen, Nervosität, Blasenkrankheiten und Krämpfen angewendet.

Johanniskrauttee

1–2 TL Johanniskraut pro Tasse mit kochendem Wasser übergießen, nach 5–10 Minuten zugedecktem Ziehen abseihen und 1–3 Tassen über den Tag verteilt trinken. Dies wirkt wohltuend bei Verdauungsstörungen, es regt die Gallentätigkeit an, es ist wirkungsvoll bei unregelmäßiger Periode, auch bei schmerzhaften Monatsblutungen sowie bei Magen- und Darmkatarrhen und bei Nervenleiden (Melancholie, vegetative Verstimmung, leichte bis mittelschwere Depressionen), denn das Kraut beruhigt, entspannt und hellt damit die Psyche auf. Aber Vorsicht: Bei häufigem, intensivem Genuss dieses Tees kann die Haut unter Sonneneinstrahlung oder im Solarium schneller zum Sonnenbrand neigen.
Bitte beachten Sie auch, dass bei Johanniskrautpräparaten Wechselwirkungen zu anderen eingenommenen Arzneimitteln entstehen können. Dies kann z.B. sogar bei der Antibabypille der Fall sein. Informieren Sie sich hierzu am besten bei Ihrem Arzt oder in Ihrer Apotheke.

Kaffee

Kaffee ist nicht nur ein Genussmittel, sondern auch „Medizin". 1 Tasse heißer, starker schwarzer Bohnenkaffee (darf gerne gut gesüßt sein) gilt als altes Hausmittel bei Kopfschmerzen und Migräne, das man auf jeden Fall ausprobieren sollte, bevor man zu einer Schmerztablette greift. Noch besser ist die Wirkung, wenn 1–2 TL frisch gepresster Zitronensaft beigegeben werden. Möglichst schon bei den ersten Anzeichen zubereiten und trinken. Länger andauernde oder immer wiederkehrende Kopfschmerzen sollten unbedingt vom Arzt oder Heilpraktiker abgeklärt werden.

Kalmustee

Als Tee (1–2 TL in 1 Tasse Wasser kurz aufkochen, ziehen lassen und abseihen) oder als Kalmustinktur bei Verdauungsstörungen, zum Anregen des Stoffwechsels, als gut wirkendes appetitanregendes Mittel, bei allen nervösen Magen- und Darmbeschwerden, bei saurem Magen und als nervenberuhigendes Mittel.

Kamille

Kamillenblütenöl

200–250 g Kamillenblüten in ½ l gutem Speiseöl (z. B. Erdnussöl) langsam erhitzen (das Öl darf nicht zu qualmen beginnen). Den Vorgang nach jeweils 2-stündigem Abkühlen 2–3-mal wiederholen, anschließend das Öl abseihen und in eine braune Flasche füllen.
Es kann bei Magen- und Darmkrämpfen sowie bei Entzündungen des Magen-Darm-Trakts angewendet werden. Ebenfalls vorteilhaft wirkt das Kamillenblütenöl, regelmäßig eingenommen, bei Leber- und Gallenleiden. Mehrmals pro Tag ½ TL davon einnehmen.

Kamillentee

Kamillentee gilt als universelle Hilfe bei den unterschiedlichsten Beschwerden. 1 TL der Blüten pro Tasse mit kochendem Wasser übergießen und nach 10 Minuten zugedecktem Ziehen abseihen. Kamille sollte wie alle Heilpflanzen, die ätherische Öle enthalten, niemals gekocht werden!
Der Tee löst Blähungen und Krämpfe des Magen-Darm-Traktes, oft sogar Koliken, und heilt außerdem Magen-Darm-Entzündungen.

Kapuzinerkressesalat

Blüten und Blätter dieser Pflanze ergeben einen erfrischenden, Vitamin-C-haltigen Salat, geeignet auch als Beimischung zu anderen Salaten. Die Kapuzinerkresse hat außerdem eine antibiotische Wirkung und ist daher keimtötend und entzündungshemmend.

Karotte

Karottendiät

Eine zuverlässige Hilfe bei Durchfall ist folgendes Rezept: 1 kg Karotten schälen, schneiden und 1 Stunde lang in 1 l Wasser kochen. Durch ein Sieb passieren. Auf 1–2 Tage verteilt, portionsweise mit leichter, erwärmter Bouillon verdünnt einnehmen.

Karottensaft

Selbst gepresster Karottensaft mit einigen Tropfen Öl oder 1 TL saurer Sahne verrührt (wegen der fettlöslichen Vitamine) fördert die Milchbildung bei stillenden Müttern.

Kartoffelwasser

Das Wasser, in dem man vorher gut gereinigte oder geschälte Kartoffeln gar gekocht hat, mit etwas Honig süßen und warm trinken. Dies lindert trockenen Husten. Will man das Kochwasser pur verwenden, sollte man beim Kartoffelkochen kein Salz beigeben.

Kerbeltee

Neben dem Gartenkerbel, der als wohlschmeckendes Gewürz bekannt ist, gibt es auch den weniger bekannten Wilden Kerbel, der ein hervorragendes Heilmittel ist. Der Tee aus Wildem Kerbel (1 EL auf ¼ l Wasser, kochen, überbrühen und ziehen lassen) dient als harntreibendes und stoffwechselanregendes Mittel bei Hautleiden und Verdauungsstörungen sowie als Hustenlöser.

Kirschenstiele

50 g Kirschenstiele in 1 l Wasser kalt ansetzen, zum Kochen bringen und 15 Minuten ziehen lassen; anschließend abseihen. Diese Menge über den Tage verteilt trinken, um Harnverhaltung zu lösen. (Unter Harnverhalt versteht man in der Medizin eine gefüllte Harnblase, ohne dass allerdings der Urin abgesetzt werden kann. Dies kann z. B. auf eine Verlegung durch Harnsteine zurückzuführen sein. Ursache von Heilpraktiker oder Arzt abklären lassen.)

Knoblauch

Knoblauchtinktur

10 geschälte und zerkleinerte Knoblauchzehen mit 100 ml Korn (40 % Alkoholgehalt) ansetzen und 1–2 Wochen lang verschlossen stehen lassen. Anschließend durch einen Kaffeefilter seihen. Die so gewonnene „Tinktur" hilft bei Bluthochdruck und Arteriosklerose, reinigt den Darm und wird auch

gegen Würmer empfohlen. 3–4-mal pro Tag 20–25 Tropfen davon einnehmen. Falls Sie unter Migräne oder zu niedrigem Blutdruck leiden, sollten Sie die Tinktur vorsichtig anwenden.

KNOBLAUCHMILCH

Einige Knoblauchzehen halbieren und in einer Mischung aus Milch und Wasser (1:1) ca. 10 Minuten kochen lassen. Dieser Trunk hilft bei Kindern gegen Würmer, wobei sie 1–2 Wochen lang morgens nüchtern 1–2 Schlucke davon trinken sollten.

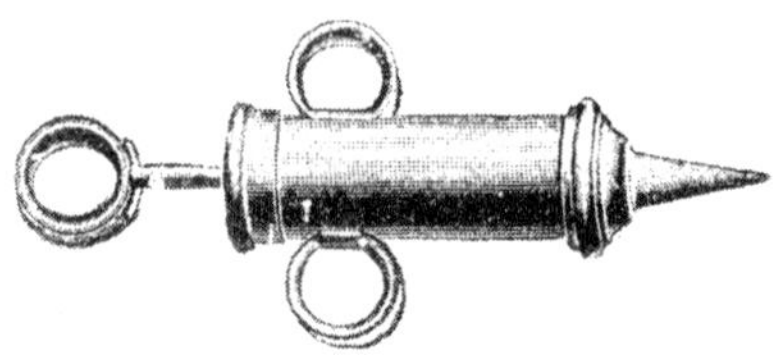

Kohlsaft

Bei Nierengrieß vor den Hauptmahlzeiten jeweils ein Glas frisch gepressten Saft aus Kohlblättern trinken; das verhindert die weitere Bildung von Grieß bzw. Steinen. Ebenso hilft der Saft – schluckweise getrunken und evtl. mit Honig gesüßt – bei Heiserkeit. Nach Rücksprache mit dem Heilpraktiker oder Arzt können Sie bei Magenschleimhautentzündung und Zuckerkrankheit einen Versuch damit wagen. Auch rheumatische und gichtige Beschwerden werden gelindert.

Königskerze

KÖNIGSKERZENMILCH

20 g getrocknete Königskerzenblüten mit 1 Tasse kochender Milch übergießen, 10 Minuten lang zugedeckt stehen lassen, abseihen. 3 Tassen über den Tag verteilt getrunken fördern die Schleimabsonderung bei Husten und lindern die Beschwerden bei Bronchitis.

KÖNIGSKERZENTEE

Als Tee (1 TL des getrockneten und zerkleinerten Blütenstands mit 1 Tasse kochendem Wasser überbrühen, ziehen lassen und abseihen) bei Bronchialkatarrh hilfreich.

Krampfadertee

Eine Mischung aus Löwenzahn, Schafgarbe und Steinklee, jeweils zu gleichen Teilen, 1 TL pro Tasse mit kochend heißem Wasser übergießen und nach 10 Minuten bedecktem Ziehen abseihen. 3–4 Tassen pro Tag davon trinken. Dieser Tee erhält die nötige Spannung der Blutgefäße und verringert den venösen Rückstau in Pfortader und kleinem Becken.

Kräutertee

Für die Zubereitung von Kräutertee gibt es verschiedene Möglichkeiten: den Aufguss und den Kaltauszug. Für einen Aufguss übergießt man 2 TL der getrockneten Blätter, Blüten oder Samen mit ca. 250 ml kochend heißen Wassers. Dies sollte nicht in einem Metallgefäß, sondern in einem Gefäß aus Glas, Steingut oder Porzellan erfolgen. Man deckt das Gefäß sofort ab und lässt den Tee 10–15 Minuten ziehen, bevor man ihn durch ein Sieb (am besten aus grobem Leinen) schüttet. Der Kaltauszug, auch Mazeration genannt, wird hauptsächlich bei schleimhaltigen Kräutern angewendet. Man übergießt 2 TL der zu verwendenden Pflanzenteile mit ca. 250 ml kaltem Wasser und lässt dieses dann etwa 3–5 Stunden ziehen. Dieses Verfahren kann bei allen Heilkräutern angewandt werden, es empfiehlt sich jedoch insbesondere bei Leinsamen, Isländischem Moos, Sennesblättern, Eibisch, Faulbaumrinde.

Kümmel

Kümmelmilch

1 TL Kümmel (evtl. zusätzlich 1 TL Anis) in ¼ l Milch kurz aufkochen, abseihen und in Trinkwärme schluckweise einnehmen. Eine wertvolle Hilfe bei Blähungen und Magen-Darm-Spasmen.

Kümmeltee oder -pulver

Kümmel ist als Tee (2 TL der im Mörser angestoßenen frischen Kümmelfrüchte auf 1 Tasse kochend heißes Wasser) oder als Pulver (messerspitzenweise) bei Darmkrämpfen, Blähungen, Durchfall und Appetitlosigkeit hilfreich.

Labkrauttee

Als Tee (1 EL des getrockneten und zerkleinerten Krauts in ½ l Wasser kalt ansetzen, bis zum Kochen erhitzen, 5 Minuten ziehen lassen; abseihen) bei Nieren- und Blasenerkrankungen, Wassersucht und Frauenkrankheiten wirksam.

Lauch

LAUCHBREI

2 Porreestangen in Wasser weich kochen und durchpassieren. 1 Tasse davon vor jeder Hauptmahlzeit kurmäßig 2–3 Wochen eingenommen hilft bei Beschwerden des Harntraktes, vom Blasenkatarrh bis zu Nierengrieß bzw. -steinen.

LAUCHSIRUP

Einige Porreestangen klein schneiden, weich kochen, durchpassieren und etwa ¼ – ⅓ der Menge an Zucker hinzugeben. Das Ganze etwas einkochen lassen. Bei Husten und Bronchitis mehrmals täglich 1 EL voll einnehmen.

Lavendeltee

1 TL Lavendelblüten mit 1 Tasse kochendem Wasser übergießen, 10 Minuten zugedeckt ziehen lassen und abseihen. Dieser Tee beruhigt die Nerven und baut gleichzeitig auf. Auch bei den ersten Anzeichen von Kopfschmerzen sofort 1–2 Tassen davon trinken. Lavendel kann auch Reizhusten stillen und bei Störungen der Verdauungsorgane beruhigen.

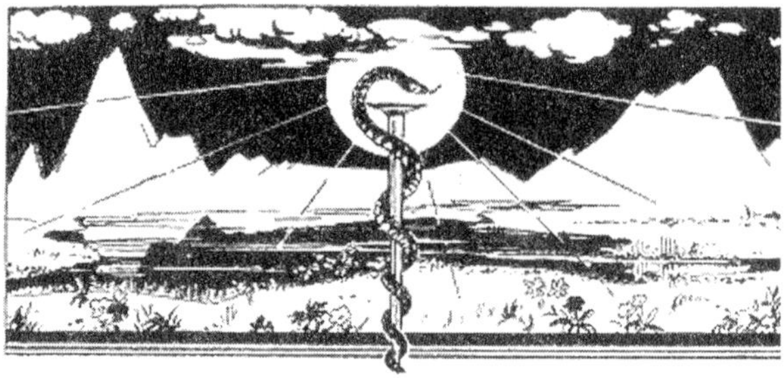

Leber-Galle-Tee

Leber- und gallenflussanregend ist eine Teemischung aus 50 g Löwenzahn (Kraut mit Wurzel), 50 g Mariendistelsamen, 20 g Waldmeister und 30 g Thymian. 1 TL der Mischung pro Tasse in kochendes Wasser geben und 2 Minuten lang köcheln lassen. 2–3 Tassen pro Tag davon trinken. Nicht anwenden bei Gallenblasenverschluss, Gallenkolik oder Gallensteinen.

Leinsamenzubereitung

1–3 EL ungeschrotete Leinsamen abends in Wasser einweichen und morgens mit dem Wasser (mindestens 200 ml pro 1 EL Leinsamen!) zusammen einnehmen. Dies ist eine gute Vorbeugung oder auch Hilfe bei Darmträgheit und Verstopfung oder Magenschleimhautentzündung. Wer Leinsamen pur nicht mag, der kann sie auch als Beigabe zu Apfelmus, Müsli, zu Süßspeisen oder mit Honig vermischt zubereiten. Bitte Leinsamen zur inneren Anwendung niemals heiß oder kochend zubereiten, da dabei Giftstoffe entstehen können.

Löwenzahn

LÖWENZAHNABKOCHUNG

6 gehäufte TL Löwenzahn (Kraut und Wurzel) mit 1 l kaltem Wasser ansetzen und 1 Stunde lang ziehen lassen. Anschließend zum Kochen bringen und nochmals 15 Minuten ziehen lassen, dann abseihen. Die Abkochung sollte über den Tag verteilt in kleinen Portionen getrunken werden. Dies hilft hervorragend bei Leber- und Gallenleiden (v. a. bei leberbedingter Bauchwassersucht) und bei Milzstau (diese Krankheiten unbedingt vom Heilpraktiker oder Arzt abklären lassen).

LÖWENZAHNSTÄNGEL

Als Kur bei Leberkrankheiten, aber auch bei Diabetes mellitus (Zuckerkrankheit) 3–4 Wochen lang jeden Tag 5–6 rohe Stängel des frisch erblühten Löwenzahns kauen (ohne jedoch die Blüten mitzuessen).

LÖWENZAHNTEE

Der Tee wirkt regulierend auf Leber und Galle und anregend auf die Nieren. Deshalb wird er oft als „Blutreinigungstee" verwendet. 1 TL Kraut (mit Wurzeln) mit 1 Tasse kochendem Wasser übergießen, 5–10 Minuten ziehen lassen; 2–3 Tassen täglich trinken. Auch bei Rheuma und Arthrose wird dieser Tee gern eingesetzt. Dieselbe Menge wie oben angegeben kalt ansetzen, zum Kochen bringen und anschließend 10 Minuten ziehen lassen. Stoppt das Weiterwachsen von Gallensteinen bzw. ermöglicht manchmal deren langsame Auflösung. Dabei muss man beachten, dass der Tee infolge seiner Einwirkung auf die inneren Organe auch die Blasentätigkeit anregt und harntreibend wirkt.

Lungenkraut

Für einen Tee das getrocknete Kraut mit 1 Tasse Wasser kalt aufsetzen, nach kurzem Sieden ziehen lassen und abseihen. Hilfreich bei Bronchialkatarrh, Lungenentzündung oder Heiserkeit.

Magentee

Nach zu reichlichem oder zu fettem Essen ist folgende Teemischung hilfreich: Majorankraut, Kümmel- und Fenchelfrüchte zu gleichen Teilen (z. B. je 30 g) mischen. 1 TL pro Tasse mit kochendem Wasser übergießen und 10 Minuten zugedeckt ziehen lassen. Bei Bedarf nimmt man 1 Tasse nach dem Essen. Dieser Tee hilft auch gut bei Blähungen.

Mandeln

Ihr natürlicher Reichtum an Eisen empfiehlt Mandeln als Mittel bei Blutarmut. Außerdem enthalten sie Fette und Eiweiß und sind so eine wertvolle Hirnnahrung. 1–3 Mandeln pro Tag regelmäßig gegessen sollen angeblich vor Krebs schützen. Vorsicht bei Bittermandeln: 5–12 Stück sind bei Kindern, 50–60 Stück bei Erwachsenen lebensgefährlich.

Mariendistel

Als Tee (Aufguss mit 1 TL der Früchte auf 1 Tasse kochendes Wasser, 3-mal täglich) oder als in Apotheken erhältliche Mariendistel-Zubereitung kurmäßig während einiger Wochen bei Lebererkrankungen anwenden.

Meerrettich

MEERRETTICHSIRUP

Meerrettichsirup wird folgendermaßen zubereitet: Man überstreut geriebenen Meerrettich oder dünn geschnittene Scheiben der Wurzel mit Zucker und verwendet den ablaufenden Saft (1–3 EL täglich) als hustenlösendes Mittel.

MEERRETTICHWURZEL

1–2 TL geriebene Wurzel täglich bei Verdauungsstörungen, als appetitanregendes Mittel, als leicht harntreibendes Mittel, bei Rheuma, Gicht und Wassersucht einnehmen. Bei Zahnfleischschwund die Wurzel gut kauen.

Meisterwurztee

½–1 TL der Wurzel pro Tasse Wasser kalt ansetzen und 6–8 Stunden ziehen lassen; anschließend abseihen, leicht erwärmen und trinken. Mehrmals am Tag eingenommen hilft dieser Tee bei chronischem Magen-Darm-Katarrh, aber auch bei schleimiger Bronchitis. In diesem Fall kann der Aufguss auch für ein Dampfbad verwendet werden. Er baut allgemein auf und ist deshalb bei Appetitlosigkeit und Schwäche, z.B. nach chronischen Krankheiten angezeigt. Früher sagte man ihm auch eine lindernde Wirkung bei Rheuma und Gicht nach.

Melissentee

1 TL Melissenkraut mit 1 Tasse kochendem Wasser übergießen und 10 Minuten zugedeckt ziehen lassen. Dieser Tee ist eine wirksame Hilfe bei Schluckauf, bei leichter Übelkeit und bei nervösen Magen- und Darmbeschwerden (blähungswidrige Wirkung). Er dient weiterhin als auswurfförderndes Mittel bei Bronchialkatarrh sowie allgemein bei Nervosität und Schlafstörungen, Melancholie und Depression. Im letzten Fall evtl. in Verbindung mit Baldrian einnehmen.
Auch bei nervös bedingten Herzbeschwerden wird Melissentee empfohlen, die Beschwerden müssen aber vom Arzt oder Heilpraktiker zusätzlich abgeklärt werden.

Milch

Milch mit Honig

1 Glas heiße Milch mit Honig süßen und schluckweise trinken; lindert Halsschmerzen. Ansonsten regt heiße Milch den Blutkreislauf an und wirkt schweißtreibend.

Milch-Molke

Das von der Milch nach dem Abscheiden von Fett und Kasein abgeschiedene Wasser hilft, kurmäßig angewandt (vor jeder Mahlzeit 1 TL voll in Wasser oder Kräutertee eingenommen), bei Magengeschwüren.

MILCHZWIEBEL

Die Zwiebel wird in purer Milch 5–10 Minuten gekocht und abends zusammen mit der Milch gegessen. Das wirkt Schlaf fördernd und soll – regelmäßig eingenommen – einen reinigenden Teint ergeben.

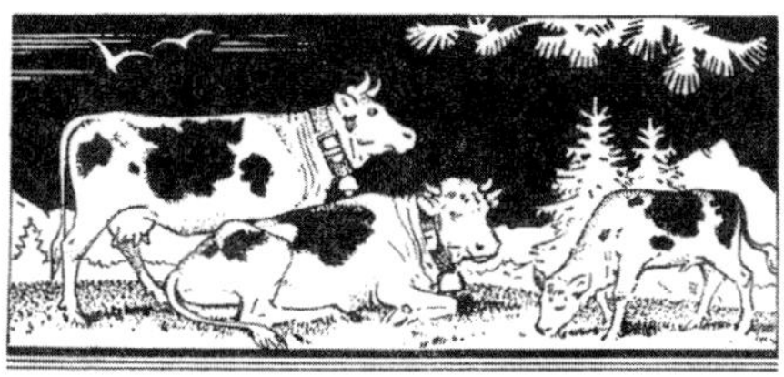

Mistel

Zu Großmutters Zeiten verwendete man den Tee zur Linderung von Kreislaufbeschwerden und hohem Blutdruck, besonders im Klimakterium. 2 Tassen pro Tag sollte man trinken. Er wird zubereitet, indem man 1 TL Kraut mit 1 Tasse kaltem Wasser ansetzt und nach 6–8 Stunden abseiht. Misteltee sollte nicht mit heißem Wasser angesetzt werden, da die Mistel dadurch ihre leicht giftige Wirkung entfalten würde. Dies ist bei einem Kaltauszug nicht der Fall.

Inzwischen werden der Mistel auch allgemein blutdrucksenkende, die Herztätigkeit regulierende Eigenschaften und hemmende Wirkung auf Tumoren nachgesagt. Die diesbezüglichen Wirkstoffe dieses Baumschmarotzers sind noch nicht vollständig bekannt, die Wirkung in beiden Fällen ist umstritten. Sie wird inzwischen zur Nachbehandlung bei Krebs verwendet. Tatsächlich hat sie eine durchblutungsfördernde Wirkung. Alleine kann sie Krebs sicher nicht heilen, ist aber ein gutes zusätzliches Therapeutikum (unbedingt den Arzt konsultieren!).

Passionsblume

Zur Milderung nervöser Unruhe, besonders im Klimakterium, eignet sich die Passionsblume als Tee: 1 TL Kraut pro Tasse mit kaltem Wasser ansetzen, nach 6–8 Stunden abseihen. 2–3 Tassen pro Tag, leicht angewärmt getrunken lindern die Beschwerden. Die Passionsblume lässt sich auch zu gleichen Teilen gut mit Baldrian, Melisse und Hopfen kombinieren, um Unruhezustände und Schlafstörungen zu lindern.

Petersilie

Petersilienmilch

1 TL frisch gepressten Petersiliesaft in 1 Glas heiße Milch einrühren und schluckweise bei Heiserkeit trinken.

Petersilientee

Als Petersilientee (Aufguss mit 1 EL des getrockneten und zerkleinerten Blattes auf 1 Tasse kochendes Wasser) als harntreibendes Mittel bei Nieren- und Blasenerkrankungen und bei Wassersucht.

Pfefferminztee

Der Tee (Aufguss mit 1 TL der getrockneten oder 1 EL der frischen Blätter auf 1 Tasse kochendes Wasser; 5–10 Minuten ziehen lassen) ist bei Magen- und Darmstörungen, zur Beruhigung der Nerven, bei Schlaflosigkeit, zur Anregung der Gallensaftausscheidung, bei Blähungen, bei Schnupfen und Husten hilfreich.

Preiselbeerblättertee

Preiselbeerkompott ist hauptsächlich durch seine Verwendung bei Wildgerichten bekannt. Die reifen Beeren des im Bergland heimischen kleinen, heidelbeerähnlichen Strauchs sind leicht harntreibend und stuhlanregend, sie wirken appetitanregend und allgemein belebend. Verwendet werden jedoch auch die Blätter, die in ihrer Heilwirkung denen der Bärentraube sehr nahe kommen.
Der Tee der Blätter (1 EL auf 1 Tasse kochendes Wasser, 10 Minuten ziehen lassen und abseihen) dient v. a. bei Nieren- und Blasenerkrankungen, als Preiselbeerkompott oder -saft der Beeren hingegen zur Appetitanregung und zur Kräftigung.

Quitte

Die in der reifen Frucht enthaltenen Samen sind stark schleimhaltig. Neben ihrer Verarbeitung zu wohlschmeckendem Gelee hat die Quitte Bedeutung als mildes und zuverlässiges Abführmittel. Die Samen (1–2 TL) werden in kaltem Wasser angesetzt und sollten, unter öfterem Umrühren, 2–3 Stunden ziehen. Löffelweise eingenommen bringt der in den Samen enthaltene Schleim die Verdauung wieder in Gang.

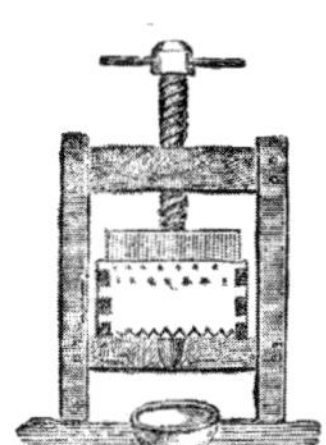

Reisschleimsuppe

Reis mit Wasser verkochen, bis eine schleimige Suppe entsteht. Bei Bedarf mit etwas Salz oder Brühwürfel würzen. Eignet sich gut als erste Nahrung nach akuten Magen-Darm-Erkrankungen. Reisschleimsuppe wirkt beruhigend auf den Magen-Darm-Trakt und allgemein entwässernd. Jedoch sollte die Suppe aufgrund ihrer entwässernden Wirkung bei Durchfall nur maximal 1–2 Tage angewendet werden.

Rettich

Rettichsaft

1 geputzten schwarzen Rettich reiben und durch ein Tuch oder mit der Saftpresse auspressen. Den gewonnenen Rettichsaft im Verhältnis 1:3 mit Wasser vermischen und kurz zum Kochen bringen. 1–2 Schnapsgläschen pro Tag regen die Wasserausscheidung des Körpers stark an. Nicht zu lange anwenden (maximal 3–4 Tage).

Rettichsirup

1 geputzten schwarzen Rettich in dünne Scheiben schneiden und mit reichlich (Kandis-)Zucker bestreuen. Nach 5–6 Stunden (zudecken!) bildet sich ein Sirup, von dem über den Tag verteilt 5–6 EL eingenommen werden, um Schleim zu lösen und Husten zu mildern. Die Beschwerden bei Bronchitis klingen ab. Diesen Sirup täglich frisch herstellen.

Ringelblumentee

Den Tee mittels eines Aufgusses herstellen. 1 Tasse kochendes Wasser auf 1 TL Ringelblüten geben, bedeckt 10 Minuten ziehen lassen, dann abseihen. Ringelblumentee wirkt entzündungshemmend und kommt v. a. bei Gallenkrankheiten, gegen Brechreiz, bei Magengeschwüren sowie Menstruationsbeschwerden zum Einsatz. Abgekühlt auch zum Gurgeln geeignet.

Rosmarintee

Rosmarintee (Aufguss mit 1 TL der getrockneten Blätter auf 1 Tasse kochendes Wasser, 5–10 Minuten bedeckt ziehen lassen und abseihen) ist hilfreich bei Kreislaufbeschwerden, niedrigem Blutdruck, Erregungszuständen, Nervosität, bei Magen- und Darmkrankheiten, Störungen der Verdauung, bei Herzklopfen, bei allen Schwächezuständen, bei Kopfschmerzen, Migräne und darüber hinaus als galleförderndes und harntreibendes Mittel.

Salattee

1 Handvoll gesäuberter und zerkleinerter Kopfsalatblätter in ½ l Wasser kalt ansetzen, zum Kochen bringen und 15–20 Minuten lang köcheln lassen. Den Abguss tassenweise über den Tag verteilt trinken, um Darmträgheit zu beseitigen. Außerdem ist der Abguss – neben der ärztlichen Behandlung – hilfreich bei Keuchhusten.

Sanddorn

Als Sanddornsaft (im Fachhandel erhältlich) oder als frische Beeren bei allen Vitamin-C-Mangelerscheinungen und allgemein als Vorbeugung gegen Erkältungskrankheiten und zur Stärkung der Widerstandskräfte. Ähnlich werden Hagebutten (Heckenrose) verwendet, auch sie enthalten einen hohen Anteil an Vitamin C, sind jedoch schwieriger zuzubereiten. Sanddornsaft eignet sich auch zur Frühjahrskur und als Zuckerersatz (z.B. als Zusatz zum Müsli).

Sauerkraut

Roh oder gekocht gegessen wirkt es verdauungsfördernd und ist deshalb bei Darmträgheit angezeigt. Einige Gabeln rohes Sauerkraut auf nüchternen Magen ohne Beilagen hilft Kindern bei Wurmbefall (allerdings mehrere Tage lang anwenden).

Schafgarbe

Pro Tasse 1 TL getrocknetes Schafgarbenkraut (Blüten oder Blätter) mit kochendem Wasser übergießen und nach 10 Minuten zugedecktem Ziehen abseihen. Dieser Tee hilft bei Krampfadern und löst den venösen Stau im Becken. Er ist deshalb angezeigt bei Beschwerden wie Hämorrhoiden oder schmerzhaften Menstruationsstörungen und allgemein bei krampfartigen Zuständen des Unterleibs (unbedingt ist hier der Besuch des Frauenarztes angeraten). Natürlich hilft die Schafgarbe deshalb auch generell bei unspezifischen Magenschmerzen. Außerdem wirkt der Tee blutreinigend und dient der Appetitsteigerung. 2–3 Tassen pro Tag trinken. Achtung: In großen Mengen genossen, wirkt Schafgarbe giftig, bis zu 3 Tassen Tee täglich können jedoch nicht schaden.

Schlaftee

Baldrianwurzeln, Johanniskraut und Hopfenzapfen zu gleichen Teilen mischen. Pro Tasse 1 TL davon mit heißem Wasser übergießen und 10 Minuten lang zugedeckt ziehen lassen. Bei nervösen Beschwerden tagsüber 1–2 Tassen, bei Schlafstörungen abends 1–2 Tassen, evtl. mit Honig gesüßt, einnehmen. Eine andere altbewährte Schlafmischung, die wie oben zubereitet wird, besteht aus 40 g Lavendelblüten und je 20 g Johanniskraut, Hopfenzapfen und Baldrianwurzel.

Schlehe

Ein Tee aus den Blüten (1–2 TL in 1 Tasse kaltem Wasser aufsetzen, bis zum Sieden erhitzen, bedeckt ziehen lassen und abseihen) wirkt als mildes Abführmittel (besonders bei Kindern geeignet), bei leichten Magenkrämpfen und wegen der harntreibenden Wirkung bei Nieren- und Blasenleiden.

Schlüsselblumentee

Für einen Tee die Wurzel oder die Blüten verwenden. 1 TL der Wurzel oder 2 TL der Blüten mit 1 Tasse Wasser 3 Minuten kochen lassen, nach 10 Minuten zugedecktem Ziehen abseihen. 2–3 Tassen täglich helfen bei beginnender Grippe und lösen den Schleim bei trockenem Husten, Bronchitis und Lungenentzündung. Dieser Tee regt auch die Nierentätigkeit an und hilft bei Migräne.

Schwarze Johannisbeeren

Bei Gicht täglich eine Portion frische schwarze Johannisbeeren als Nachtisch essen oder 1 Glas frisch gepressten Saft trinken. Ersatzweise pro Tasse 1–2 TL der Blätter des Strauches mit kochendem Wasser überbrühen und nach 10 Minuten zugedecktem Ziehen 4–5 Tassen täglich trinken.

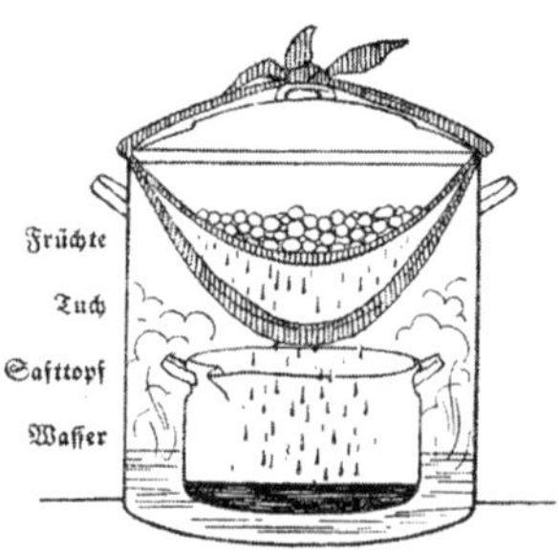

Sellerie

Geriebener Sellerie

1 roher, geriebener Knollensellerie (so bleiben seine Vitamine und Spurenelemente erhalten) hilft gegen Nervosität und ner-

vöse Herzleiden. 1–2-mal am Tag ein Stück reiben und evtl. mit Essig, Öl und etwas Salz anmachen.

SELLERIESAFT

Mehrmals am Tag mit frisch gepresstem Selleriesaft gurgeln, hilft zuverlässig bei Heiserkeit.

Spitzwegerich

SPITZWEGERICHSALAT

Als Beigabe zu Kopfsalat eignen sich neben Spitzwegerichblättern ebenso frische, junge Brennnesseln, Löwenzahn-, Schafgarben-, Birken- und einige Gierschblätter. Sie geben dem Salat eine herbe Note und regen die Tätigkeit von Leber, Galle, Niere, Magen und Darm an.

SPITZWEGERICHTEE

Als Tee (Aufguss mit 1–2 TL der getrockneten und zerkleinerten Blätter auf 1 Tasse kochendes Wasser, 10 Minuten ziehen lassen und abseihen) v. a. bei hartnäckigem Husten trinken. Ein Kaltauszug mit 2 EL der Samen (2 Stunden ziehen lassen) wirkt als mildes Abführmittel.

Stiefmütterchentee

Pro Tasse 1–2 TL des getrockneten, blühenden Krauts, seltener auch der Wurzeln, mit kochendem Wasser übergießen, nach 10 Minuten bedecktem Ziehen abseihen und 2–3 Tassen pro Tag trinken. Eine andere Möglichkeit ist der Kaltauszug: 1–2 TL pro Tasse mit kaltem Wasser ansetzen, 6–8 Stunden stehen lassen und leicht angewärmt trinken. Bei Milchschorf und Säuglingsekzem sollten stillende Mütter diesen Tee trinken. Er eignet sich auch zu Ganzkörperwaschungen bei Ekzemen sowie bei Masern (bitte in diesen Fällen immer den Arzt oder Heilpraktiker aufsuchen).

Süßholztee

Der Tee aus der Wurzel (Aufguss mit 1 TL der zerkleinerten oder pulverisierten Wurzel auf 1 Tasse kochendes Wasser) ist hilfreich bei Bronchialkatarrh, als leicht abführendes Mittel, bei Magengeschwüren (nach Rücksprache mit dem Arzt) sowie bei Heiserkeit und, wegen seiner leicht harntreibenden Wirkung, bei rheumatischen Erkrankungen.
Heutzutage ist die Besorgung von Süßholz viel bequemer als zu Großmutters Zeiten. Die Apotheken haben auch Süßholzsaft vorrätig oder stellen ihn her (Sie sollten ihn nach ärztlicher Gebrauchsanleitung verwenden). Süßholz sollten Sie nicht während der Schwangerschaft anwenden oder wenn Sie unter Bluthochdruck, Leberentzündungen, Nieren- oder Herzerkrankungen leiden.

Taubnesseltee

1–2 TL weiße Taubnesselblüten oder des getrockneten, blühenden Krauts pro Tasse in kaltem Wasser ansetzen, zum Kochen bringen und 10 Minuten ziehen lassen. Um Hämorrhoiden zu lindern, aber auch bei Durchfall und Verstopfung oder bei Bronchialkatarrh. 2–3 Tassen pro Tag zwischen den Mahlzeiten trinken.

Tausendgüldenkrauttee

1 TL des bitteren Krauts mit 1 Tasse kochendem Wasser übergießen und nach 10 Minuten Ziehen schluckweise trinken. (Für Kinder kaum geeignet, da sie das Bittere viel stärker schmecken als Erwachsene.) Aus dem getrockneten und zerkleinerten Kraut lässt sich auch ein Kaltauszug herstellen. 1 TL Tausendgüldenkraut auf 1 Tasse Wasser, bei Kaltauszug die Mischung über Nacht stehen lassen und abseihen. Hilft bei Appetitlosigkeit, Verdauungsstörungen, zur Anregung der Magen-, Darm-, Bauchspeicheldrüsen- und Gallensaftsekretion, als Kräftigungsmittel in der Rekonvaleszenz, bei Abmagerung, fiebrigen Erkältungskrankheiten, Blutmangel, Leber- und Gallenleiden und bringt die Muskeln bei einer kurmäßigen Anwendung in einen ausgeglichenen Spannungszustand. Nach alter Auffassung wirkt Tausendgüldenkraut stimmungsaufhellend und eignet sich daher, evtl. im Wechsel mit Benediktenkraut (s. S. 150) oder mit Johanniskraut (s. S. 174) als Teekur bei leichter Melancholie.

Thymiantee

1 TL getrockneten Thymian mit 1 Tasse kochendem Wasser übergießen, anschließend 10 Minuten zugedeckt ziehen lassen und dann abseihen. Um eine Erkältung abzufangen, bei Husten als schleim- und krampflösendes Mittel und zur Beschleunigung der Ausheilung trinkt man 3–4 Tassen pro Tag. Bei diesen Krankheiten kann man mit dem Tee auch spülen und gurgeln, um Entzündungen des Mund- und Rachenbereichs auszuheilen.
Er ist ferner vorzüglich bei Verdauungskrankheiten, Durchfall und Blähungen, als harntreibendes Mittel und zur Kräftigung

geeignet. Die empfohlene Tagesmenge liegt bei 2–4 Tassen. Achtung: Eine Überdosierung kann Vergiftungserscheinungen (Leibschmerzen, Übelkeit, evtl. Erbrechen oder Durchfall) hervorrufen. Bitte nicht bei bekannter Schilddrüsenüberfunktion sowie in der Schwangerschaft anwenden.

Veilchen

VEILCHENSIRUP

Dieser in der Apotheke hergestellte schöne blaue Sirup war um die Jahrhundertwende das bevorzugte Hustenmittel für Kinder und ist heute unverdientermaßen fast in Vergessenheit geraten. Frühzeitig eingesetzt, reichte dieser wohlschmeckende und kindgerechte Sirup oft aus, um einen Husten auch ohne den Einsatz anderer Medikamente in den Griff zu bekommen. Manche Apotheken können ihn auf Nachfrage auch heute noch besorgen.

VEILCHENTEE

1 TL Veilchenwurzel mit 1 Tasse kochendem Wasser übergießen und 10 Minuten zugedeckt ziehen lassen. Der Tee wirkt auswurffördernd, schweiß- und harntreibend und hilft bei Husten, Bronchitis (Bronchialkatarrh), Keuchhusten (Immer vom Arzt abklären lassen!) und starker Verschleimung. 2–3 Tassen pro Tag trinken.

Vogelbeere

Einige getrocknete Beeren des Vogelbeerbaumes (Eberesche) bei beginnender Erkältung, Halsweh und Heiserkeit gut

kauen und schlucken. Vogelbeeren haben einen hohen Vitamin-C-Gehalt und helfen daher in der Erkältungszeit, bei Skorbut (Erkrankung mit einem massiven Vitamin-C-Mangel) und fördern die Genesung nach Erkrankungen.
Vogelbeeren gelten roh verzehrt als giftig. Getrocknete oder gekochte Früchte hingegen sind unbedenklich zu genießen. Allerdings sollten Sie sich dabei auf einige wenige Beeren beschränken.

Wacholderbeeren

In der Erkältungszeit schützt das Kauen von 3–5 Wacholderbeeren pro Tag vor Ansteckung. Bekannt ist auch die Beerenkur nach Pfarrer Kneipp (1821–1897): Mit 5 Beeren pro Tag beginnen, an den folgenden Tagen jeweils 2 Beeren mehr essen, bis eine Menge von 15 Beeren pro Tag erreicht ist. Anschließend ebenso wieder bis auf 5 Beeren zurückgehen. Diese Kur dient auch zur Entschlackung bei rheumatischen Erkrankungen. Dabei allerdings nie vergessen: Bei Nierenerkrankungen oder -entzündungen sollte man Wacholder meiden, ebenso in der Schwangerschaft.

Waldmeistertee

Als Tee (Aufguss mit 1 TL Waldmeister auf 1 Tasse kochendes Wasser) bei Hämorrhoiden, venösen Stauungen, Durchblutungsstörungen, Gelbsucht, Leberleiden, als Blutreinigungstee und bei „schwachen" Nerven trinken. Bitte nicht gleichzeitig mit blutverdünnenden Medikamenten anwenden. Außerdem können bei einer Überdosierung Kopfschmerzen entstehen.

Walnussöl

Getrocknete, zerstoßene Walnüsse mit der gleichen Menge (z. B. je 100 g) gutem Speiseöl (z. B. Erdnussöl) in einer dunklen Flasche ansetzen und 4 Wochen ziehen lassen. 1 EL davon vor dem Mittag- oder Abendessen eingenommen kann kleine Nierensteine zur Austreibung bringen, was allerdings eine Kolik hervorrufen kann (bitte immer vom Arzt abklären lassen). Diese Kur sollte man maximal 2–3 Wochen lang durchführen.

Weißdorntinktur

Entweder in der Apotheke besorgen oder wie folgt selbst herstellen: 10–20 g Weißdornblüten mit 100 ml Korn (ca. 40 % Alkoholgehalt) übergießen, 1–2 Wochen lang verschlossen ziehen lassen, dann durch einen Kaffeefilter abseihen. Vor den beiden Hauptmahlzeiten 20–25 Tropfen einnehmen. Hilfreich bei Herzbeschwerden aller Art, Herzangst, Bluthochdruck (im letzteren Fall zusammen mit Knoblauchtinktur einnehmen) und auch bei zu niedrigem Blutdruck.

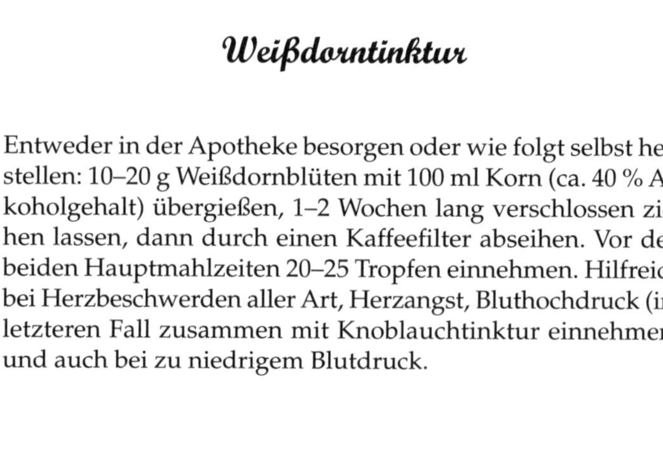

Weizenkleie

Bei Verstopfung morgens 2 EL Weizenkleie zusammen mit viel Flüssigkeit (½ l) einnehmen oder eine Mischung aus Weizenkleie und Leinsamen im Verhältnis 1:1 verwenden und davon 1–2 EL mit viel Flüssigkeit einnehmen. Verstopfung, die längere Zeit andauert, sollte allerdings grundsätzlich von einem Arzt oder Heilpraktiker abgeklärt werden.

Wermuttee

Den Tee des blühenden Krauts (½–1 TL als Aufguss auf 1 Tasse kochendes Wasser) bei Appetitlosigkeit, träger Verdauungstätigkeit, bei zu schwacher Menstruation, bei Gallen- und Leberleiden zu sich nehmen. Er wirkt insgesamt stoffwechselanregend, sollte aber nicht während der Schwangerschaft und bei Magen- oder Darmgeschwüren angewendet werden. Auch für gesunde Erwachsene gilt als wirksame und unschädliche Tagesdosis: Maximal 2–3 Tassen Tee über den Tag verteilt trinken. Nicht dauerhaft anwenden.

Zitrone

1 Zitrone langsam aussaugen, wenn eine kleine Fischgräte im Hals stecken geblieben ist und Beschwerden verursacht. Die Zitronensäure weicht die Gräte auf, die dann zusammen mit Brot oder Kartoffel gelöst und hinuntergeschluckt werden kann. Falls Atemnot oder Schmerzen bestehen, suchen Sie bitte sofort einen Arzt oder eine Klinik auf.

Zwiebel

Zwiebelmilch

Gebräuchlich waren damals verschiedene Zwiebelmixturen für unterschiedliche Beschwerden. So hieß es, dass man Zwiebeln in Scheiben schneiden und in einer Mischung aus Wasser und Milch im Verhältnis 1:1 (oder in purer Milch) 5–10 Minuten lang kochen und dann abseihen soll. Dieser Trunk half bei Kindern gegen Würmer: 1–2 Wochen lang wurde jeden Morgen nüchtern 1–2 Schluck davon getrunken.
Unstrittig bewährt hat sich die Zwiebelmilch auch gegen Magendrücken und gelegentliche Bauch- und Unterleibsschmerzen. Besonders folgender Erkältungstrank verdient als Hausmittel mehr Aufmerksamkeit: ½ Zwiebel klein schneiden, mit Milch kurz aufkochen lassen und dann mit Honig süßen. Am besten vor dem Schlafengehen trinken.

Zwiebelschalen

1 Handvoll Zwiebelschalen mit ½ l kaltem Wasser aufkochen. Nach 10-minütigem Ziehen abseihen und über den Tag verteilt in 2–3 Portionen trinken. Dieser Tee hilft bei unspezifischem Durchfall. Bei unangenehmen Sodbrennen und bei Aufstoßen kann man außerdem eine halbierte Zwiebel – die in etwas Butter gedämpft wurde – langsam essen und gut kauen.

Zwiebeltrinkkur

1 geschälte und zerkleinerte Zwiebel mit 1–2 Tassen kochendem Wasser überbrühen und dann 6–12 Stunden zugedeckt stehen lassen. Morgens nüchtern 1 Tasse davon trinken. Diese Trinkkur jeweils 1 Woche lang mit anschließenden Pausen von 2–3 Wochen durchführen. Dies hilft bei Arterienverkalkung (zur Zwiebel kann auch noch eine Knoblauchzehe gegeben werden, um zusätzlich eine blutverdünnende Wirkung zu erzielen). Dieselbe Anwendung zieht überflüssiges Wasser aus dem Gewebe.

Äußere Anwendung

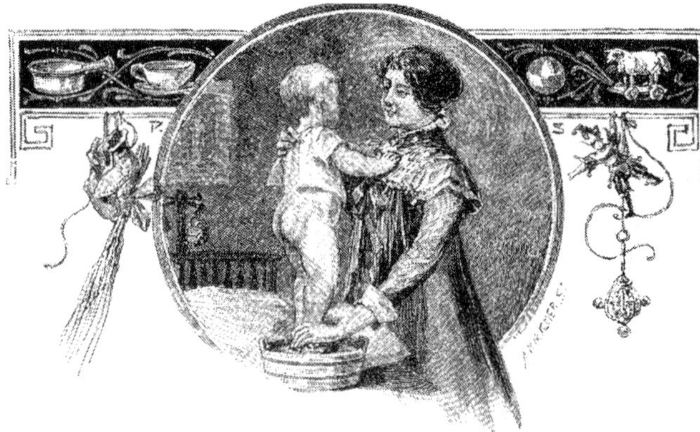

Ackerschachtelhalmbad

Als Bad (ca. 100 g des Krauts in heißem Wasser lange ziehen lassen, den durchgeseihten Absud dem Badewasser zusetzen) wirkt Schachtelhalm (Zinnkraut) günstig bei Bindegewebsschwäche. Warme Schachtelhalmbäder und Schachtelhalmumschläge helfen auch gut bei Durchblutungsstörungen, schlecht heilenden Wunden, Ekzemen der Haut, Unterschenkelgeschwüren und Frostschäden. Als Gurgelmittel wirkt außerdem Schachtelhalm bei Halserkrankungen entzündungshemmend.

Ackerschachtelhalm-Fussbad

1 Handvoll Zinnkraut in 2 l Wasser kalt ansetzen, zum Kochen bringen und 5–10 Minuten bei geringer Wärme köcheln lassen. Den abgeseihten Absud einem vorbereiteten warmen Fußbad beimischen. Bei übermäßigem Fußschweiß kurmäßig 2 Wochen lang täglich 10–15 Minuten lang durchführen.

ACKERSCHACHTELHALM-KOMPRESSEN

Bei Hautentzündungen ist ein in warmen Zinnkrautsud getauchtes und dann ausgewrungenes Tuch hilfreich, das auf die erkrankten Stellen aufgebracht wird (3 TL Zinnkraut mit ½ l kaltem Wasser übergießen, zum Kochen bringen und 10 Minuten lang köcheln). Erneuern, sobald das Tuch kalt geworden ist. In kalter Form eignen sich diese Kompressen auch gut als Auflage auf Krampfadern und Geschwüre.

Aloeblatt

Ein vorzügliches Wund- und Brandwundmittel ist das Aloeblatt. Etwas Saft daraus auf die Wunde träufeln oder mit einer Scheibe frisch geschnittenem Aloeblatt die Wunde einreiben. Dieselbe Anwendung lindert erstaunlich schnell Insektenstiche. Die Aloe, die ursprünglich aus dem südlichen Afrika und von der arabischen Halbinsel stammt, ist im letzten Jahrhundert in unseren Breitengraden als exotische Pflanze aus den Kolonialreichen eingeführt worden. Heute ist sie eine weitverbreitete Zierpflanze und erfreut sich größter Beliebtheit.

Arnikatinktur

Bei Prellungen, Blutergüssen, Quetschungen, Verstauchungen und schlecht heilenden Wunden, aber auch bei Ekzemen und Ausschlägen hilft Arnikatinktur. 15–30 Tropfen auf ¼ l destilliertes Wasser im feuchten Umschlag – am besten einen Leinenlappen – auf die erkrankte Stelle legen. Den Lappen immer wieder mit der Mischung befeuchten, wenn er trocken geworden ist. Diese Anwendung mehrere Tage durchführen, jedoch nicht bei offener Haut, denn Arnika wirkt bei zu langer Anwendung hautreizend. Auch als Gurgelmittel bei Entzündungen der Mund- und Rachenhöhle hat sich die Arnikatinktur bestens bewährt (20 Tropfen auf ¼ l Wasser). Anstatt Arnikatinktur zu kaufen, kann man sich auch einen Arnikaabguss selbst herstellen und damit die Kompressen tränken. Dazu 2 EL Arnikablüten in 2 Tassen kaltem Wasser ansetzen, kurz zum Kochen bringen und nach 10 Minuten Ziehen abseihen.

Augen

AUGENBADKRÄUTER

Augentrost, Fenchel und Kamille – evtl. auch etwas Aloe – zu gleichen Teilen mischen und aus der Mischung einen schwachen Tee (½ TL der Mischung auf eine große Tasse kochendes Wasser geben) herstellen. 10 Minuten zugedeckt ziehen lassen und nach dem Abkühlen auf eine angenehme Temperatur eine Augenbadewanne (aus der Apotheke) damit füllen. Die Augenbadewanne an das Auge ansetzen, den Kopf in den Nacken legen und das Auge mehrere Minuten lang abwechselnd öffnen und schließen. Ermüdete und überanstrengte, aber auch entzündete Augen erholen sich auf diese Weise schnell wieder.

AUGENTROSTBAD

Bei Gerstenkorn, Bindehautentzündung, Lidrandentzündungen und Brennen der Augen infolge der Einwirkung von Staub oder starkem Licht hilft ein Augentrostbad. Dafür 1 TL des Krauts auf ¼ l Wasser bis zum Kochen erhitzen, kurz ziehen lassen und abseihen. Die Augen können in dem erkalteten Tee gebadet werden, man kann aber auch einen Wattebausch oder Umschläge tränken und auf die Augen legen. Bei Anwendung der Augenbadewanne (in der Apotheke oder dem medizinischen Fachhandel erhältlich) ist diese mit dem Tee zu füllen und dann an das Auge anzusetzen. Dann den Kopf in den Nacken legen und das Auge mehrmals öffnen und schließen. Verwendet man Kompressen, sollte man diese mit dem Tee tränken und mehrmals am Tag für 5–10 Minuten auf die geschlossenen Augen legen. Bei allen länger andauernden Augenentzündungen sowie bei Sehstörungen ist der Augenarzt hinzuzuziehen.

Bärlappkissen

Ein kleines Kissen (evtl. auch einen Waschhandschuh) mit Bärlapp füllen und nachts unter das von Rheuma befallene Gelenk legen oder darunterbinden. Dies lindert die rheumatischen Schmerzen. Heute ist Bärlapp auch als Puder in Apotheken erhältlich und kann bei Wundliegen und Hautreizungen bei kleinen Kindern angewendet werden.

Beinwell

Beinwellschmalz

2 EL frisch geschabte Beinwellwurzel (Wallwurz) mit 1 EL Schweineschmalz mischen, etwas erwärmen und bei Muskelschmerz, Muskelkater, Zerrungen, Kreuzschmerzen und Ischias, aber auch bei schlecht heilenden Knochenbrüchen auf die betroffene Stelle auftragen. Mit einem Tuch abdecken und längere Zeit einwirken lassen. Auch bei Blutergüssen und Krampfadern hilft diese Salbe. Allerdings sollten Sie Beinwell

nicht bei offener oder verletzter Haut anwenden. Bei Knochenhautentzündungen, schweren Sportverletzungen und allen starken Beschwerden sollte darüber hinaus selbstverständlich ärztliche Hilfe gesucht werden. Besonders zu erwähnen ist die schmerzlindernde Wirkung von Beinwellumschlägen, auch Comfreypflaster genannt, bei rheumatischen Beschwerden.

BEINWELLSALBE

Je 500 g Wallwurz (die ganze Pflanze verwenden) und Olivenöl 15–20 Minuten leicht köcheln und dann abfiltern. Dem so gereinigten Wallwurzöl langsam 60–70 g geschmolzenes Bienenwachs beimischen und erkalten lassen. Diese Salbe eignet sich für folgende Beschwerden: Arthritis, Arthrose, schlecht heilende Brüche, Bluterguss, Quetschungen sowie bei Bandscheibenschäden.

Bibernellenlösung

Mit einer Lösung aus 3 TL des Krautes (in ¼ l Wasser kurz aufkochen, etwas länger ziehen lassen, dann abseihen) regelmäßig bei Heiserkeit und Husten gurgeln.

Bierspülung

Eignet sich gut als kräftigende Spülung für die Haare. 1 Flasche Bier über Kopf und Haare gießen, einmassieren und nach kurzer Einwirkungszeit mit lauwarmem Wasser wieder ausspülen. Nicht mit Shampoo nachspülen, sonst lässt die Wirkung der Spülung nach. Der Biergeruch verfliegt sofort. Vorsicht bei langen Haaren, es kann durch Verkleben Probleme beim Auskämmen geben, wenn die Spülung nicht richtig ausgewaschen wird!

Birke

Birkenblättersack

Einen Sack mit frischen Birkenblättern füllen und das von Rheuma befallene Körperteil täglich 30–60 Minuten lang hineinstecken. Auf diese Weise werden rheumatische Beschwerden gelindert.

Birkenrinde-Einlagen

Die äußere weiße Rinde der Birke in die Schuhe einlegen. Das ruft unterdrückten Fußschweiß wieder hervor. Dies ist wünschenswert, da der Fußschweiß eine wichtige Ausscheidungsfunktion hat.

Birkensaft

Als Haarwasser einmassiert soll Birkensaft gegen Haarausfall wirken und das Haar kräftigen.

Blutwurz

Die zerkleinerte Wurzel in Wasser (30 g auf 1 l Wasser) stark einkochen und zum Baden schlecht heilender Wunden, bei Ekzemen und Verbrennungen verwenden. Als Gurgelmittel, für Pinselungen und für Mundspülungen bei Entzündungen des Mund- und Rachenraumes kann Tee oder Blutwurztinktur verwendet werden.

Bockshornkleeauflage

1 TL gemahlene Bockshornkleesamen mit etwas kochendem Wasser gründlich zu einem dicken Brei verrühren. Diesen Brei (noch möglichst warm) fingerdick auf Entzündungen, wie z. B. Fingernagelbettentzündungen, Abszesse, Furunkel, andere entzündete und eiternde Wunden sowie auf Blutergüsse streichen, abdecken und längere Zeit einwirken lassen. Das Ganze mehrmals jeweils etwa 1-mal täglich wiederholen. Vereiterungen öffnen und Entzündungen beruhigen sich und heilen ab. Diese Auflagen helfen auch bei entzündeten oder verhärteten Brüsten (unbedingt vom Heilpraktiker oder Arzt abklären lassen). Vor den Auflagen kann man evtl. jeweils ein Kamillenbad anwenden.

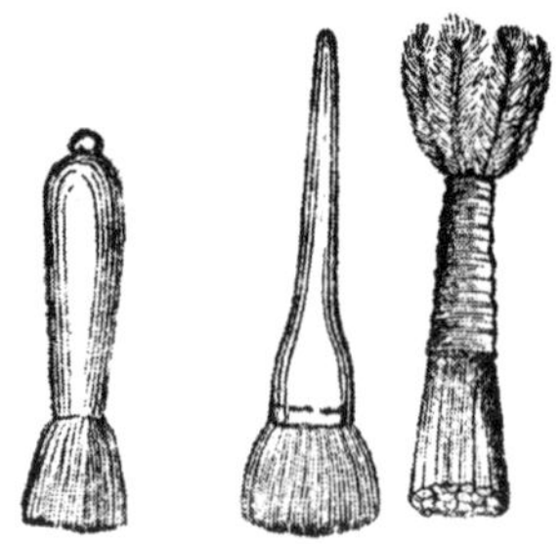

Branntwein

Dieses auf den heiligen Franz von Assisi zurückgehende Heilmittel – es besteht im Wesentlichen aus 40%igem, mit einigen Kräuterzusätzen versetztem Alkohol – hat einen breiten Anwendungsbereich: Zur Kräftigung des Gewebes der Beine dieselben mit verdünntem Branntwein abwaschen. Besonders zu empfehlen bei stehenden Berufen oder nach langen Belastungen, wie beispielsweise Wanderungen.

Brennnessel

Brennnesselessig

In 1 l Obstessig 3–4 Handvoll getrocknete und zerkleinerte Brennnesseln geben und 5 Minuten lang kochen lassen. Nach dem Erkalten abseihen und mehrere Spritzer in die Kopfhaut einreiben. Kräftigt das Haar und vermindert Haarausfall wegen der durchblutungsfördernden Wirkung.

Brennnesselschlagen

An alte Gebräuche mag auch das Peitschen mit Brennnesselpflanzen erinnern. Es wirkt wohltuend schmerzlindernd bei Rheumatismus, Hexenschuss und Gicht. Die rheumatisch oder gichtig schmerzenden Glieder mit großen gepflückten Brennnesseln (Handschuhe verwenden) 1-mal täglich und mehrere Tage hintereinander „peitschen", bis ein roter Ausschlag entsteht. Das starke Jucken und Brennen der so behandelten Stellen klingt bald ab; bei regelmäßiger Anwendung werden die Schmerzen gelindert.

Brennnesselwurzel

1–2 TL zerkleinerte Brennnesselwurzel in 2 Tassen Wasser 10 Minuten köcheln lassen. Abgekühlt bei Schuppen und Haarausfall verwenden.

Efeu

EFEU IN ESSIG

Efeublätter in gutem Essig einlegen. Bei Kopfschmerzen Schläfen, Stirn und Nacken mit dem Essig einreiben oder darin eingeweichte und ausgewrungene Tücher für Nackenumschläge verwenden.

EFEUAUFLAGE

Frische Efeublätter waschen und mit einem Nudelholz walken. Die zerquetschten Blätter bei Hühneraugen oder bei Cellulite auf die betroffenen Stellen auflegen und mit einem Pflaster festbinden. 1 Tag einwirken lassen. Bei Ischiasschmerzen die Blätter in 4–5 Lagen auf die schmerzende Stelle legen. Diese Anwendung 1–2-mal pro Tag längere Zeit einwirken lassen. Die Efeublätter können als Badezusatz bei Krätze und auch bei Hautflechten angewendet werden; in Wasser eingekocht eignen sie sich zum Auflegen auf Geschwüre, Schwellungen und auf schlecht heilende Wunden.

Ehrenpreisansatz

Der Tee wird auch als Gurgelwasser (1 EL mit 1 Tasse kochendem Wasser überbrühen, ca. 10 Minuten ziehen lassen und abseihen), bei Rachenverschleimungen und Entzündungen im Halsbereich eingesetzt. Zum Baden schlecht heilender Wunden und bei Ekzemen hat sich Ehrenpreis bestens bewährt.

Eigelb

Eidotter-Turban

Bei Schuppen oder einfach zur Stärkung der Haare diese mit 2–3 Eidottern einreiben, ein Tuch um den Kopf binden und 1 Stunde einwirken lassen. Danach den Kopf mit klarem Wasser oder Bier (s. S. 90) waschen. Oder 2 Eidotter mit 1 Schnapsglas voll Rum vermischen und damit den Kopf einreiben.

Eigelb-Quark-Maske

2 EL Quark mit 1 Eigelb verrühren und auf das Gesicht auftragen. Augen dabei frei lassen. Diese Maske für ca ½ Stunde auf der Haut belassen. Dies nährt die Haut. Anschließend mit warmem Wasser abwaschen, trocken tupfen und die Haut dann eincremen oder mit Rosenwasser tonisieren.

Eisenkrautspülung

Als Tee (2 TL mit 1 Tasse kochendem Wasser aufgießen, 5 Minuten ziehen lassen und abseihen) in höherer Dosierung zum Gurgeln geeignet, v. a. bei schlechtem Atem. Zum Baden von schlecht heilenden Wunden und Geschwüren verwendbar. Zusätzlich muss in diesem Fall der Arzt konsultiert werden.

Eiweiß

Eiweisskompresse

Eiweiß mit der entsprechenden Menge eines guten Speiseöls (Erdnuss-, Oliven-, Sonnenblumenöl) vermischen und eine darin eingetauchte Kompresse auf die Brust auflegen. Dies hilft bei Brustentzündungen.

EIWEISSPFLASTER

Kleine Wunden und leichtere Verbrennungen (nicht im akuten Zustand) des Öfteren mit Eiweiß bestreichen. Dies gibt natürlichen Schutz vor Verunreinigungen und schließt die Wunden.

EIWEISSTUPFER

Bei Schuppenflechte die befallenen Stellen gleich morgens nach dem Aufstehen mit frischem Eiweiß betupfen, ½ Stunde einwirken lassen und dann abwaschen.

Erdbeere

ERDBEER-BROMBEERBLÄTTER-SPÜLUNG

1 TL der Mischung dieser beiden Blätter (1:1 gemischt) in kaltem Wasser ansetzen und kurz aufkochen lassen. Nach 10 Minuten Ziehen abkühlen lassen und bei leichter Mandelentzündung mehrmals am Tag damit gurgeln.

ERDBEERMASKE

2 große Erdbeeren zerquetschen und mit 1 EL Quark verrühren. Die Masse auf das Gesicht streichen (Augen auslassen!). Die Maske ½ Stunde einwirken lassen, dann mit warmem Wasser abspülen. Anschließend evtl. mit etwas Rosenwasser einreiben und einwirken lassen. Dies reinigt die Haut und kann sogar Hautflecken entfernen.

Essigwasser

Bei Juckreiz lohnt es sich, den ganzen Körper mit Essigwasser abzuwaschen, um den Juckreiz zu lindern (2 EL guter Obstessig auf 2 l Wasser). Auch bei Masern diese Waschung 2-mal am Tag anwenden, um den Ausschlag abklingen zu lassen (immer vom Arzt abklären lassen). Weniger verdünnt (Essig mit Wasser im Verhältnis 1:1; d. h. 1 EL Essig auf 1 EL Wasser) die Fußsohlen mit dieser Mischung einreiben und anschließend eintrocknen lassen, um übermäßigem Fußschweiß zu begegnen.

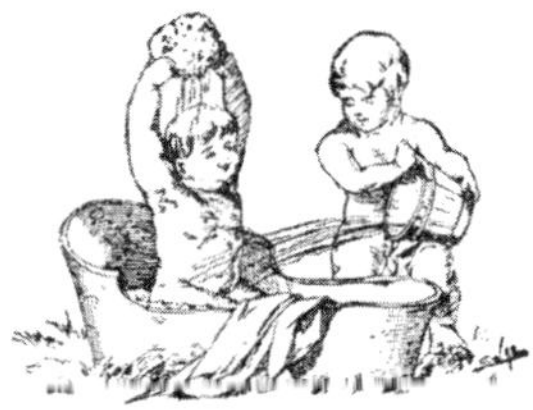

Farn

Farnkraut

Außer als Farnkissen kann man frischen Farn bei Fußschweiß als Einlage in Schuhen verwenden oder z. B. bei Wadenkrämpfen direkt auf die Haut aufbringen.

Farnpolster

Einen Kissenüberzug (ersatzweise ein entsprechend zusammengeheftetes Handtuch) mit getrocknetem Farnkraut (Wurmfarn) füllen. Dieses Polster bei Blasenschwäche und Bettnässen mehrere Wochen lang unter den Unterleib legen. Auch rheumatische Beschwerden werden gelindert, wenn man die befallenen Gliedmaßen bzw. Gelenke auf das Farnpolster legt. Man kann dazu auch frischen Farn verwenden und diesen alle 1–2 Wochen erneuern.

Feigenpflaster

2 getrocknete Feigen in etwas Milch oder Wasser weich kochen, die Feigen in 2 Hälften schneiden und direkt auf die zu behandelnden Stellen legen, abdecken und befestigen. Abszesse oder Furunkel heilen ab.

Fenchel

Fenchelaugenbad

Stark verdünnten Fencheltee (1 EL Fencheltee auf 5–10 EL Wasser) in eine Augenbadewanne geben und bei Bindehautentzündung, Gerstenkorn oder Lidrandentzündung das Auge darin baden. Die gefüllte Augenbadewanne am Auge ansetzen, den Kopf in den Nacken legen und das Auge einige Minuten lang öffnen und schließen. .

Fenchelbad

Als Dampfbad (2 EL zerstoßene Fenchelsamen in 1 l kochendes Wasser geben) bei Augenentzündungen und, in Verbindung mit Kamille, bei Husten und Schnupfen hilfreich.

Gelenköl

Bei Gelenkschmerzen, Rheumabeschwerden, Muskelkater, Verrenkungen, Zerrungen, Verstauchungen usw. eignet sich folgende Ölmischung: 100 ml Johanniskrautöl (Rotöl) mit je 10 ml von 2 oder 3 der folgenden Öle mischen: Lavendelöl, Rosmarinöl, Wacholderöl, Latschenkieferöl, Pfefferminzöl, Eukalyptusöl. Vor Gebrauch gut schütteln und die betroffenen Stellen mehrmals täglich einreiben. Bitte bei Säuglingen und Kindern nicht im Bereich der Brust oder des Kopfes anwenden. Während der Schwangerschaft darauf verzichten.

Grünkohlauflage

Zerquetschte Grünkohlblätter (mit einem Nudelroller, ersatzweise mit einer runden Flasche gewalkt) auf das Gesicht auflegen und ½ Stunde darauf belassen. So wird Akne erfolgreich bekämpft.

Gundelrebe

Gundelrebespülung

Dieses Kraut, das auf fast jeder Wiese zu finden ist (auch als Gundermann bezeichnet), ergibt ein gutes Gurgelmittel bei Halsschmerzen. 1–2 TL Kraut pro Tasse Wasser kalt ansetzen und zum Kochen bringen. Anschließend ¼ Stunde ziehen lassen und nach dem Abkühlen mehrmals täglich damit gurgeln. Bei sehr starken Halsentzündungen den Mund nur damit ausspülen, weil Gurgeln die entzündete Schleimhaut noch mehr reizt.

GUNDELREBENÖL

1 Handvoll Gundelrebe (Gundermann) mit ¼ l gutem Speiseöl, z. B. Erdnussöl, ansetzen. Über Nacht ziehen lassen und am nächsten Morgen erwärmen. Dabei darf das Öl nicht zum Qualmen kommen. Anschließend erkalten lassen und abseihen. Gute Einreibung für Krampfadern und als Abheilen von Wunden.

Gurke

GURKENLOTION

Gegen müde Beine und Füße eignet sich dieses Rezept: 50 g selbst gepressten Gurkensaft abseihen (Kaffeefilter), mit 50 g 90%igem Alkohol vermischen und in eine Flasche abfüllen. Morgens und abends die Beine einreiben oder einmassieren.

GURKENSAFT

Sommersprossen mehrmals täglich mit einer frisch geschnittenen Gurkenscheibe einreiben, um sie zu bleichen.

Haarmittel

Viele Heilkräuter enthalten Substanzen, die sich kräftigend, pflegend und nährend auf das Haar auswirken. Zu diesen Kräutern zählen insbesondere Brennnessel, Klette, Birke, Huflattich, Kamille, Schachtelhalm. Man erhält ölige oder alkoholische Auszüge dieser Pflanzen im Fachhandel. In guten Kräutershampoos oder Haarwässern sind immer Bestandteile der genannten Pflanze enthalten. Man kann aber auch aus einzelnen dieser Pflanzen oder aus Mischungen verschiedener

Pflanzen eine Abkochung selbst herstellen, mit der man das Haar wäscht oder spült.

Hafer

HAFERKÖRNER

Ein Säckchen (evtl. auch einen alten Waschhandschuh) flach mit Haferkörnern füllen und auf der Heizung erwärmen (man kann die Körner auch vor dem Abfüllen in einer Pfanne erwärmen). Das warme (nicht zu heiße!) Säckchen wird bettnässenden Kindern abends auf die Blasengegend gelegt. Da Bettnässen oft nur in Rückenlage passiert, kann man das Säckchen auch in der Kreuzgegend auflegen bzw. umbinden und so die Wirkung der Haferkörner mit der Verhinderung der Rückenlage kombinieren.

HAFERPFLASTER

2–3 EL Hafer frisch mahlen und mit etwas Wasser zu einem dicken Brei verrühren. Angewärmt wird dieser Brei z. B. bei Hexenschuss oder Rheuma auf die schmerzenden Stellen aufgetragen und mit einem Tuch abgedeckt. Den Brei entfernen, wenn er abgekühlt ist. Dann mehrmals erneuern.

Halswickel

Diese eignen sich besonders bei Erkältungskrankheiten im Hals-, Nasen- und Rachenbereich. Man umwickelt den Hals mit einem in warmes Wasser getauchten Tuch und legt darüber weitere trockene Tücher, die die Wärme halten sollen. Der Halswickel sollte mehrmals täglich 15–30 Minuten angewendet werden. Selbstverständlich wird seine Wirkung erhöht, wenn man anstelle von warmem Wasser einen geeigneten Kräuteraufguss, beispielsweise mit Salbei, Thymian oder Kamille, verwendet.

Handbad

Wie das Fußbad haben auch Handbäder, je nach Anwendungsziel warm, kalt oder wechselnd ausgeführt, eine entspannende, anregende und wärmende Wirkung. Sie können mit hautheilenden Kräutern und Ölen oder mit für kosmetische Zwecke zubereiteten Kräuterauszügen zur Hautpflege angewendet werden.
Bei spröden und rissigen Händen empfehlen sich ölige Kräuterzusätze, bei Entzündungen (wie z. B. Nagelbettentzündungen), bei Hautreizungen und Hautkrankheiten Abkochungen aus Kamille, Eichenrinde, Schachtelhalm und vielen anderen Kräutern mehr.

Hefe

Hefebad

100 g Bäckerhefe (4–5 Würfel) in 2 l Wasser auflösen und in das vorbereitete Badewasser geben. Dieses Bad 1-mal pro Woche anwenden. Erfrischt und belebt die Haut und erhält ihre Elastizität und Spannkraft.

Hefemaske

Als Hefemaske (im Fachhandel erhältlich) bei unreiner Haut zur Normalisierung des Hautstoffwechsels, zur Entfernung von Talg und toten Hautzellen sowie zur Anregung der Zellerneuerung verwenden.

Heidelbeere

Umschläge mit eingekochten Heidelbeeren helfen bei schlecht heilenden Wunden, bei Ausschlägen und Hautflechten.

Heilerde

Heilerdebäder

Heilerdebäder eignen sich sehr gut als unterstützende Maßnahme bei der Behandlung von Rheuma, Ischias, Stoffwechselstörungen und Hautkrankheiten.

Heilerde

Schlammpackungen, Moorbäder oder Fango werden vom Fachhandel in verschiedenen Zubereitungen angeboten. Bei der Anwendung sollte die Gebrauchsanweisung des Herstellers befolgt werden. Die Behandlung kann kalt oder warm erfolgen und soll ca. ½ Stunde andauern. Ihre entgiftende Wirkung kommt Ihnen auch bei Frühjahrskuren zugute.

Heilerdewickel

2 Handvoll Heilerde mit kaltem Wasser anrühren, auf ein dünnes Tuch auftragen und dieses einschlagen. Diese Packung auf den Unterbauch legen, mit einem Tuch abdecken und 1 Stunde einwirken lassen. Dünndarmentzündungen, soweit sie akut durch Ernährungsfehler oder leichte Infektion entstanden sind, werden so gelindert. Lang andauernder

Durchfall ist auf jeden Fall vom Arzt oder Heilpraktiker abzuklären. Der Heilerdewickel wirkt auch heilend und entzündungshemmend, beispielsweise bei Hals- oder Mandelentzündung, und verschafft darüber hinaus Linderung bei Insektenstichen.

Heublumenbad

Das „Opium" der Naturheilkunde, wie Heublumen wegen ihrer entspannenden und schmerzlindernden Wirkung genannt werden, eignet sich als Badezusatz bei den verschiedensten Beschwerden. Es gibt 2 erfolgreiche Methoden, um ein wirksames Heublumenbad herzustellen. Bei der 1. Variante – meist gegen allgemeine Anspannung oder Grippe angewendet – gibt man 500 g Heublumen in 3 l kochendes Wasser und lässt alles ca. 10 Minuten leicht weiterköcheln. Der Absud wird nach dem Abseihen in das Badewasser geschüttet. Die 2., kräftigere Variante hilft auch gegen Hautkrankheiten oder Nervenleiden, bei Rheuma, Gicht, Hexenschuss und Ischias. Bei diesem Kräuterbad werden 2 kg Heublumen mit einigen Litern kochendem Wasser überbrüht, sie müssen mindestens 15 Minuten ziehen und werden dann abgeseiht und dem Badewasser zugegeben.
Das Heublumenbad kann auch als Fußbad bei Fußschweiß und als Dampfbad bei Erkältungen angewendet werden. Die Anwendung von Heublumen, insbesondere das Heublumenbad, ruft eine starke Erwärmung des Körpers hervor. Im Zweifelsfall wird empfohlen, den Arzt zurate zu ziehen, denn es gibt Erkrankungen, deren Verlauf durch intensive Wärme ungünstig beeinflusst wird. Jedenfalls sollte man sich nach einem Heublumenbad bei wohliger Bettwärme und evtl. leiser Musik entspannen. Achtung: Bei evtl. vorhandenen Allergien nicht anwenden.

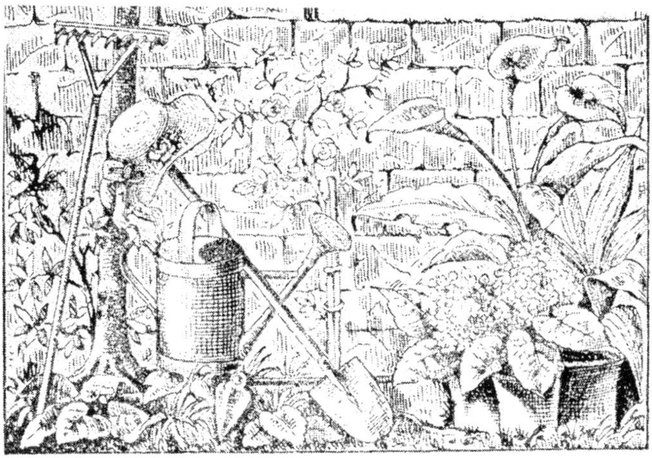

Hirtentäschelkraut

Zerquetschtes und aufgelegtes Hirtentäschelkraut stillt blutende Wunden.
Suchen Sie bei größeren Wunden jedoch trotzdem einen Arzt oder Heilpraktiker auf!

Honig

HONIG MIT ZITRONE

Den Saft von 1 Zitrone mit 1 TL Honig vermengen. Bei Mundfäule (vom Arzt oder Heilpraktiker jedoch grundsätzlich abklären lassen) 3–4-mal am Tag mit 1 TL davon den Mund ausspülen.

HONIGEINREIBUNG

Honig unterstützt als Salbe den Heilungsprozess von Wunden aller Art, von Eiterungen, Entzündungen, Geschwüren und Hautleiden (Pilzen, Ekzemen, Flechten usw.). Bitte nicht auf akute, offene Wunden auftragen!

HONIGMASKE

1 EL Honig mit 1 EL Quark oder Sahne verrühren. Diese Mischung auf das gereinigte Gesicht auftragen und ½ Stunde einwirken lassen. Anschließend warm abwaschen und zum Schluss die Haut durch kaltes Wasser anregen und beleben. Vor Anwendung der Maske das Gesicht am besten mithilfe einem Dampfbad reinigen, dem evtl. ein Kräuterzusatz (z. B. aus Kamille, s. S. 109) beigegeben wurde.

Huflattich

HUFLATTICHBLÄTTER

Gequetschte frische Blätter auf offene (keine akuten) Wunden, Geschwüre, entzündete und geschwollene Drüsen legen. Als Badezusatz bei Hautkrankheiten, bei geschwollenen Füßen und bei Fußschweiß hat sich Huflattich bewährt.

HUFLATTICHSPÜLUNG

2 EL Huflattichblätter mit 1 Tasse kochendem Wasser übergießen und nach 10 Minuten Ziehenlassen abseihen. Mit diesem starken Aufguss bei allen Katarrhen des Mund- und Rachenraums und bei Halsschmerzen gurgeln.

HUFLATTICHWICKEL

Zur äußeren Anwendung, z. B. bei Krampfadern, frische Huflattichblätter, die vorher mit einem Nudelholz oder einer runden Flasche ausgewalkt wurden, in mehreren Lagen auf die befallene Stelle legen, abdecken und mehrere Stunden einwirken lassen.

Johanniskrautöl

Zur Selbstherstellung werden zweierlei Methoden empfohlen: Entweder 250–300 g Johanniskrautblüten mit ½ l gutem Speiseöl (Erdnussöl, Sonnenblumenöl, Olivenöl) in einem hellen Glas ansetzen und es verschlossen 3–4 Wochen an die Sonne stellen, bis sich das Öl leuchtend rot färbt. Dabei das Glas mehrere Male schütteln.
Oder, als alternative Methode, 250 g Johanniskrautblüten in ½ l gutem Speiseöl langsam und nicht zu stark erhitzen (das Öl darf nicht rauchen). Diesen Vorgang nach jeweils 2 Stunden Abkühlenlassen 1–2-mal wiederholen. Anschließend das Öl abfiltern. Äußerlich als Einreibung angewandt ist Johanniskraut ein gutes Brand- und Wundheilmittel, es hilft weiterhin bei Nervenschmerzen, Rheuma, Gicht, Hexenschuss und Muskelkater. Wichtig ist, dass starker Sonneneinfluss auf den Kranken während der Behandlung mit Johanniskraut unterbleiben soll (oder auch Solariumbesuche), da die in ihm enthaltenen Stoffe, insbesondere das Hypericin, Hautreizungen auslösen können. Bei äußerlicher Anwendung kann die Wirkung durch Beimischung anderer (ätherischer) Öle noch verstärkt werden, wie z. B. bei der Rezeptur zum Gelenköl angegeben. Bei bettnässenden Kindern vor dem Schlafengehen die Oberschenkelinnenseiten mit Johanniskrautöl (ohne Zusätze) leicht einreiben; zusätzlich eine Tasse Johanniskrauttee langsam und schluckweise trinken lassen, jedoch nicht unmittel-

bar vor dem Schlafengehen. Innerlich angewendet wirkt das Öl wie der Tee. Es hat aber den Vorteil, dass es – ist es erst einmal zubereitet – jederzeit sofort zur Verfügung steht. Mehrmals pro Tag 1 TL Rotöl – das Öl kann auch auf Zucker (10 Tropfen) gegeben werden – zur Nervenstärkung und psychischen Aufhellung, aber auch zur Entspannung von Magen- und Gallenblase einnehmen.

Kalmusspülung

Der Tee oder die Tinktur werden v. a. bei entzündlichen Vorgängen im Mund- und Rachenraum eingesetzt. Kalmusbäder wirken allgemein beruhigend, blutdruckstärkend und wirken sich auch positiv auf schlecht heilende Wunden aus. In kleine Säckchen eingenähte Kalmuswurzelstücke gibt man Kleinkindern bei Zahnungsbeschwerden zum Kauen.

Kalte Umschläge

Ein Tuch mehrmals zusammenfalten, in kaltes Wasser tauchen und gut ausgewrungen auflegen. Dem Wasser kann ein Schuss Essig beigegeben werden. Das Tuch sollte gut anliegen. Ein 2., trockenes Tuch darüberlegen bzw. -wickeln. Anwendung z. B. als Wadenwickel, um das Fieber zu senken. Zu beachten ist, dass die Füße dabei jedoch nicht kalt werden dürfen; auch ein zu frühes Anwenden der Wadenwickel stört evtl. das Fieber, das als Heilreaktion des Körpers ja bis zu einem gewissen Grad erwünscht ist. Den Wickel erneuern, sobald er warm geworden ist. Grundsätzlich nur so lange anwenden, wie dies dem Patienten angenehm ist!

Kamille

Kamillenblütenöl

20 g Kamillenblüten in ¼ l heißes, gutes Speiseöl geben und 24 Stunden darin ziehen lassen. Anschließend die Blüten abseihen. Bei Ohrenschmerzen einen Wattebausch in Kamillenöl tränken, in das Ohr einbringen und mehrmals erneuern. Länger anhaltende Ohrenschmerzen vom Arzt oder Heilpraktiker abklären lassen.
Kamillenblütenöl kann auch als Einreibeöl angewendet werden. Es ist z. B. bei Hexenschuss ein wirksames Mittel und eignet sich zur entspannenden Massage.

Kamillenaufguss

Bei Hals-, Rachen- und Mandelentzündungen nimmt man einen Kamillentee, der länger gezogen hat, zum Gurgeln (oft ist einfaches Spülen besser, da Gurgeln die entzündete Gegend noch mehr reizt). Zum Inhalieren bei Erkältungskrankheiten nimmt man einige Handvoll Kamillenblüten und brüht sie mit kochendem Wasser in einem Topf auf. Vorsicht bei Asthmatikern! Bei Augenentzündungen sollte man besser Augentrost (s. S. 88) verwenden.
Das heutzutage im Handel erhältliche homöopathische Präparat Chamomilla D 2 eignet sich gut bei Zahnungsbeschwerden von Kleinkindern (3–5 Tropfen mehrmals täglich geben). Die sogenannte Römische Kamille hat ähnliche Wirkungen und Anwendungsgebiete.

Kamillenfingerbad

1–2 TL Kamillenblüten mit 1 Tasse kochendem Wasser übergießen und 10 Minuten zugedeckt ziehen lassen. Nach dem Abkühlen die Finger bei Hautentzündungen oder Nagelbettentzündungen mehrere Minuten lang in dem Abguss baden. Mit jeweils frischem Abguss diese Anwendung mehrmals pro Tag wiederholen. Evtl. anschließend Auflagen aus Bockshornklee (s. S. 92) oder Heilerde (s. S. 103) machen.

KAMILLENKOMPRESSEN

In Kamillentee getränkte Kompressen eignen sich gut zum Auflegen auf entzündete Hautpartien. Handelt es sich bereits um schlecht heilende Wunden, eignen sich Kamillenblüten in Mullsäckchen als Kompressen aufgelegt besser.

Kampfer

KAMPFERPFROPF

Ein passendes Stückchen Kampfer dünn mit Watte umhüllen und bei Ohrenschmerzen vorsichtig für einige Zeit in den äußeren Gehörgang einlegen.

KAMPFERSALBE

Bei Nagelbettentzündungen wird Kampfersalbe auf etwas Verbandmull gegeben und auf die betroffene Stelle gelegt. Kampfersalbe eignet sich auch zur Massage von verspannter Muskulatur oder schmerzenden Gelenken.

Kapuzinerkresseabkochung

1–2 TL Kapuzinerkresse pro Tasse in kaltem Wasser ansetzen und aufkochen, anschließend ¼ Stunde köcheln lassen und abseihen. Bei Haarausfall den Kopf 1–2-mal am Tag damit einreiben und eintrocknen lassen.

Kartoffel

KARTOFFELAUFLAGE

Einige rohe Kartoffeln reiben und mit etwas gutem Öl vermischen. Frostbeulen fingerdick damit abdecken, Verbandmull darüberlegen und für ca. ½ Stunde einwirken lassen. Anschließend erneuern. Bei kleineren frischen Verbrennungen einfach die frisch geriebene Kartoffel (ohne Öl) auflegen, abdecken und längere Zeit einwirken lassen.

KARTOFFELSTRUMPF

In einen dünnen Wollstrumpf 2–3 ungeschälte, weich gekochte, heiße Kartoffeln geben, den Strumpf zubinden und die Kartoffeln im Strumpf zerquetschen. Bei Halsweh den Kartoffelstrumpf noch möglichst warm um den Hals legen, bei Husten und Bronchitis auf die Brust, mit einem Tuch abdecken und den Strumpf bis zum Abkühlen dort belassen. Anschließend die behandelte Stelle weiter warm halten.

KARTOFFELWASSERBAD

Das Wasser, in dem man Kartoffeln kocht, ist zum Wegschütten viel zu schade. Es eignet sich hervorragend zum Baden entzündeter Körperteile, z. B. der Zehen oder Finger. Man bleibt etwa 10 Minuten darin und verstärkt die heilende Wirkung der Kartoffel durch anschließendes Auftragen von Kampfersalbe (s. S. 110).

Kastanienblüteneinreibung

Eine 2-l-Flasche zur Hälfte mit frischen, geschnittenen Kastanienblüten füllen und die Flasche mit 45%igem Alkohol auffüllen. Die Flasche 2–3 Wochen lang an der Sonne stehen lassen und öfter schütteln. Anschließend abseihen. Als Einreibung für rheumatische Gelenke geeignet.

Kleiebad

Weizenkleie als Badezusatz (½–1 kg auf ein Vollbad) wirkt günstig bei Hautleiden aller Art. Als warme Auflage mit Honig vermischt, weicht sie Mitesser auf, die man dann leicht ausdrücken kann. Kleie als Badezusatz gibt es in konzentrierter und leicht lösbarer Form im Fachhandel.

Klettensalbe

Die Behandlung mit Klettensalbe (im Fachhandel erhältlich) ist besonders bei Verbrennungen empfehlenswert (nicht im akuten Zustand).
Der Absud von Klettenwurzel soll hilfreich sein bei Haarkrankheiten. Klettenwurzelöl hilft beispielsweise besonders bei trockenen Schuppen und sprödem Haar.

Knoblauch

Knoblauchauflage

Als Auflage bei Entzündungen und Geschwüren eignet sich eine aus Knoblauchzehen mit der Knoblauchpresse hergestellte Paste. Der Knoblauch fördert das Öffnen und Abheilen. Bei schlecht heilenden Wunden oder Geschwüren sollte allerdings immer der Arzt zurate gezogen werden.

KNOBLAUCHEINREIBUNG

Schnelle Linderung bei Insektenstichen bringt die Einreibung mit einer frisch gepressten Knoblauchzehe. Auch Warzen können damit behandelt werden, indem man sie täglich mit frischem Knoblauch einreibt oder mit Knoblauchsaft beträufelt und diesen eintrocknen lässt.

KNOBLAUCH-OHRAUFLAGE

Bei Ohrenschmerzen Folgendes probieren: Zur Schmerzlinderung eine kleine frische Knoblauchzehe dünn mit Watte umwickeln und diesen Pfropf vorsichtig in den äußeren Gehörgang einbringen. Wenn Wärme gut vertragen wird, legt man sich als zusätzliche Maßnahme mit dem Ohr noch auf ein Wolltuch oder auf eine Wärmflasche.

Kohlblätterauflagen

Von einigen großen, dunklen Kohlblättern (Weiß-, Rot- oder Grünkohl) nach dem Waschen den Strunk und die harten Rippen entfernen, und die Blätter mit einem Nudelholz oder einer runden Flasche mürbe walken. Die weich gewalkten Blätter in mehreren Lagen auf den Unterleib legen und dort abgedeckt 1–2 Stunden liegen lassen; sie beeinflussen Blasenentzündungen und Harnverhalten (dennoch vom Arzt oder Heilpraktiker abklären lassen). Ebenso wirksam ist diese Anwendung bei Ohrenschmerzen, Nervenschmerzen und Rheuma sowie bei schlecht heilenden Brandwunden und Prostatabeschwerden (die Blätter auf den Unterleib auflegen). Bei Bauch- und Brustbeschwerden sind sie eine gute zusätzliche Anwendung, ebenso bei entzündeten Gelenken, wo man die Blätter um diese herumwickelt. Bei Mandelentzündung die Anwendung am Hals vornehmen, bei Krampfadern diese mit mehreren Lagen Kohlblätter bedecken.

Kosmetische Heilerdemaske

Sie ist ein beliebtes und wirkungsvolles Mittel in der kosmetischen Anwendung bei unreiner Haut, Akne, Pickeln, Ekzemen oder Flechten. Hilfreich ist sie auch bei Krampfadern. Dazu ist die Heilerde mit Wasser oder Stiefmütterchentee (s. S. 77) zu einem dicken Brei zu verrühren und auf das Gesicht aufzutragen. Die Augen dabei frei lassen. Nach dem Eintrocknen abreiben, das Gesicht (evtl. mit dem restlichen Stiefmütterchentee) abwaschen und nach Belieben mit Rosenwasser einreiben.

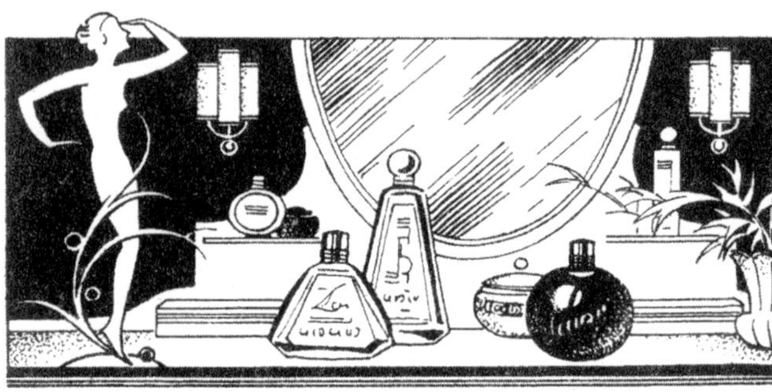

Kräuter

KRÄUTERAUFLAGE

Getrocknete Beinwellblätter, Kamillenblüten, Schafgarben und Pfefferminzblätter in ein Säckchen (z. B. einen Waschhandschuh) geben und dieses verschlossen 2–3 Minuten in kochendes Wasser tauchen. Anschließend das Säckchen ausdrücken und so warm wie möglich und wie es vertragen wird auf die schmerzenden Glieder oder Gelenke (z. B. bei Rheuma und Gicht) auflegen und dies nach Abkühlen des Säckchens mehrfach wiederholen.

Kräuterkissen

Eine originelle und wirksame Art, den Duft und die Heilkraft von Heilpflanzen zu genießen, ermöglicht das Kräuterkissen. Man füllt einfach in einen kleinen Beutel aus grobem Leinen oder auch in einen kleinen, luftdurchlässigen Kissenbezug – ersatzweise auch einen Waschlappen – die Kräuter seiner Wahl. Dies sollten am besten stark duftende, frische Kräuter wie Lavendel, Thymian, Quendel (wilder Thymian), Johanniskraut, Melisse, Rosenblüten, Rosmarin, Majoran, Dost oder Pfefferminze sein, geeignet sind auch Kalmus, Anis, Nelken, duftende Rosenblätter usw. (jeweils zu gleichen Teilen). Überlassen Sie die Duftzusammenstellung ganz Ihrer Fantasie oder verwenden Sie speziell die Kräuter, auf deren Wirkung (z. B. bei Husten, Schnupfen, Nervosität, Schlaflosigkeit) es Ihnen ankommt. Wenn man Kräuterkissen in den Schrank hängt, zwischen die Wäsche oder abends unter das Kopfkissen legt, überträgt sich der Duft auf die Kleidung. Anstelle von übel riechendem und giftigem Mottenpulver kann man auch in Kräuterkissen eine oder mehrere der folgenden Pflanzen verwenden: Rainfarn (ist nicht als Kräutertee geeignet, da giftig!), Waldmeister, Rosmarin, Kampferlorbeer oder Raute.

Kräuterölbad

Am besten reine (ätherische) Kräuteröle dem Badewasser zugeben (jeweils 20–50 Tropfen). Dazu eignen sich die Öle von Melisse, Wacholder, Eukalyptus, Pfefferminze, Kamille, Tiroler Latschenkiefer, Rosmarin, Lavendel usw. – je nachdem, ob das Bad zur Entspannung (Lavendel, Melisse), zur Belebung (z. B. Rosmarin) oder gegen Gelenkschmerzen und Gichtbeschwerden (z. B. Fichtennadel) gedacht ist. Die Ölbäder sind ausführlicher bei den einzelnen Kräuterbädern aufgeführt, oder es wird dort auf die entsprechenden Einträge zu den jeweiligen Kräutern verwiesen. Beachten Sie bitte, dass manche

Kräuteröle reizend auf die Augen wirken können. Außerdem sollten Allergiker mit Ölbädern vorsichtig sein. Keine Anwendung eines Kräuterölbades bei Säuglingen oder kleinen Kindern!

Lavendelbad

2 Handvoll Lavendelblüten mit 2 l kochendem Wasser übergießen. Nach 10 Minuten Ziehenlassen abseihen und den Abguss in ein vorbereitetes Vollbad geben. Dieses Bad beruhigt hervorragend die Nerven und erfrischt gleichzeitig (dem Badewasser können ersatzweise auch einige Tropfen ätherisches Lavendelöl zugegeben werden).
Bei vegetativer Dystonie, Überreiztheit oder „schwachen Nerven" kann das Bad auch noch mit Rosmarin und Melisse ergänzt werden. Die Mischung wirkt beruhigend und entspannend. Darüber hinaus eignet sich Lavendel vorzüglich als Badezusatz bei schlecht heilenden Wunden.

Lehm-Essig-Wickel

Pulverisierten Lehm (in der Apotheke oder im Fachhandel erhältlich) unter Zugabe von Weinessig zu einer dicken Paste verrühren; ein dünnes Tuch fingerdick damit bestreichen und als Wickel um den Hals legen. Das Ganze mit einem 2. Tuch umwickeln und so lange einwirken lassen, bis der Brei vollständig eingetrocknet ist. Diese Anwendung lohnt sich v. a. bei beginnender Erkältung und Halsentzündung, die sich dann oftmals ganz zurückbildet. Statt Lehm kann man auch Heilerde nehmen.

Leinsamen

LEINSAMENAUFLAGEN

Gemahlenen Leinsamen mit Wasser zu einem dicken Brei einkochen, auf einen dünnen Stoff geben und zu einem Päckchen zusammenlegen. Dieses Päckchen noch warm auf die zu behandelnde Stelle legen, sei es ein Furunkel, ein Abszess, eine hartnäckige Wunde oder Entzündung, die abheilen soll. Bei Rheuma kann Leinsamen lindernd wirken. Mit einem 2. Tuch abdecken und nach Abkühlung die Auflage erneuern. Leinsamenauflagen helfen auch bei Entzündungen oder Verhärtungen der weiblichen Brust (diese sollten Sie vom Frauenarzt abklären lassen).

Lindenblütenbad

Etwa 150 g Lindenblüten mit etwa 2 l kochendem Wasser übergießen, ½ Stunde ziehen lassen und den Abguss dem Badewasser beigeben. Dieses Bad wirkt entspannend und ist deshalb speziell vor dem Schlafengehen zu empfehlen. Die Badezeit beträgt 10–15 Minuten. Der Lindenblütenaufguss kann auch als Brei für Umschläge verwendet werden.

Malvenaufguss

Die Abkochung von 6–10 EL des Krauts auf 1 l Wasser wird nach dem Abkühlen auf eine erträgliche Temperatur zum Baden oder Betupfen von eitrigen, schlecht heilenden Wunden, Geschwüren und bei Hautunreinheiten verwendet.

Auch die Auflage frisch gequetschter Blätter und Stängel der Malve kommt in Betracht, speziell bei Ekzemen, Hautirritationen, Furunkeln und Geschwüren.

Meerrettich

MEERRETTICHAUFLAGE

Frisch geriebenen Meerrettich auf einen Leinenlappen auftragen und als dünnen und kalten Breiumschlag verwenden. Er verschafft Linderung bei Kopf-, Zahn- oder Nervenschmerzen (Neuralgien, Ischias) oder Magenkrämpfen.
Auch bei rheumatischen Gelenken auf die betroffenen Stellen auflegen. Aber immer nur so lange wirken lassen, bis das Brennen der Haut zu spüren ist und diese sich leicht rötet. Dann den Umschlag sofort entfernen.

MEERRETTICHESSIG

Frisch geriebenen Meerrettich in eine Flasche geben und mit gutem Essig auffüllen. Unter mehrmaligem Schütteln 14 Tage lang ziehen lassen. Danach abseihen und mit dem Essig bei Kopf-, Zahn-, Nervenschmerzen und rheumatischen Beschwerden die betroffenen Stellen täglich mehrmals einreiben.

Melisse

MELISSENBLÄTTERTEE

Die Großmütter schätzten an der Melisse v. a. deren wohltuende Wirkung auf die Haut. Ein selbst angesetzter Tee kann daher selbstverständlich auch als kosmetisches Mittel zu Gesichtswaschungen verwendet werden. Man kann heutzutage einfacherweise zu diesem Zweck auch Melissengeist, Melissenwasser oder auch Karmelitergeist in Apotheken kaufen.

MELISSENBLÄTTERUMSCHLÄGE

Die frisch zerquetschten Blätter der Zitronenmelisse als Auflage bei Blutergüssen, Geschwüren, schlecht heilenden Wunden, Insektenstichen und Milchknoten der Brust in mehreren Lagen aufbringen, abdecken und einige Zeit einwirken lassen. Zwischendurch mehrmals erneuern. Hervorzuheben ist v. a. die schmerzlindernde und kühlende Wirkung der Melisse.

MELISSENVOLLBAD

3–4 Handvoll Zitronenmelisse in 1–2 l kaltem Wasser ansetzen, zum Kochen bringen und 5–10 Minuten leicht köcheln lassen. Abseihen und den Absud in ein vorbereitetes Vollbad geben. Nach 10–15 Minuten Badezeit sollte man sofort das Bett aufsuchen, denn so ist der Schlaf fast sicher.

Minzefußbad

20–30 g getrocknete Minzeblätter mit 1 l kochendem Wasser überbrühen und 10 Minuten zugedeckt ziehen lassen. Dann abseihen und in das vorbereitete Fußbad geben, in dem man 10–15 Minuten verweilt. Zu empfehlen bei müden, aufgeschwollenen Füßen am Abend.

Nelkenöl

Zur Vermeidung von Insektenstichen die unbedeckten Körperteile mit ätherischem Nelkenöl (10%ig) oder auch Zitronenöl einreiben. Die Öle sind in der Apotheke erhältlich. Vorsicht vor einer Überdosierung: Nelkenöl ist stark hautreizend. Stechmücken werden ferngehalten, wenn man wenige Tropfen auf ein Tuch gibt und dieses im Raum am offenen Fenster oder im Zelt aufhängt. Bei Zahnschmerzen können auch 1–2 Tropfen Nelkenöl (nicht mehr!) in das Zahnfleisch des betroffenen Zahnes eingerieben werden. Nicht anwenden während der Schwangerschaft, in der Stillzeit und bei Kindern unter 12 Jahren!

Nussbaumsud

Die Abkochung der getrockneten und zerkleinerten Blätter (30–60 g auf 1 l Wasser) wird für Umschläge und Bäder bei Hautausschlägen, schlecht heilenden Wunden und zum Färben von Haut und Haaren (insbesondere die grüne Schale von Walnüssen) verwendet. Nussbaum hilft auch bei Fußschweiß.

Ölanwendungen

Ölhandbad

Strapazierte Hausfrauenhände sind dankbar für ein wöchentliches, pflegendes Ölbad. Für ¼ Stunde die Hände in eine Schüssel mit Speiseöl legen und 10 Minuten lang einwirken lassen (um weniger Öl zu verbrauchen, können die Hände auch mit dem Öl eingerieben werden).

Ölumschlag

Ein möglichst heißer, um den Hals gelegter Ölumschlag hat eine gute ausleitende Wirkung bei Halsentzündungen. Dazu eine entsprechende Menge Speiseöl langsam erhitzen, ohne dass es zum Qualmen kommt; anschließend ein mehrfach zusammengelegtes Tuch in das Öl tauchen und gut auswinden. Das ölgetränkte Tuch noch möglichst warm um den Hals legen, mit einem 2. Tuch abdecken und einige Zeit einwirken lassen. Nicht anwenden bei Verbrennungen oder offenen Wunden! Besonders bei Kindern sollte die Wärmeverträglichkeit des Wickels erst am eigenen Unterarm geprüft werden.

Petersilie

Petersilienauflage

Blätter und Früchte der Pflanze zerdrückt auf verhärtete Drüsen auflegen. Führt zur raschen Heilung. Zerquetschte Blätter auflegen, mit Mull abdecken und umwickeln. Vorsicht: Evtl. vom Heilpraktiker oder Arzt abklären lassen.
Den Petersiliensaft frisch gepresst bei Insektenstichen als Umschlag anwenden.

Petersilienohrpflaster

Bei Ohrenschmerzen eine Handvoll frische Petersilie mit dem Wiegemesser fein zerhacken und in ein Mullläppchen einwickeln. Auf das Ohr auflegen.

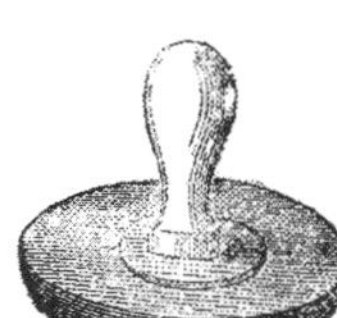

Petroleumverband

Zur Entfernung von Splittern und sonstigen kleinen Fremdkörpern aus der Haut eine in Petroleum getränkte Kompresse auf die betroffene Stelle legen, die man vorher mit einem gängigen Desinfektionsmittel gut desinfiziert hat. Mit einem Verband umwickeln. Evtl. mehrmals wiederholen, bis der Fremdkörper erscheint.

Pfefferminzöl

Pfefferminzöl dient zur Einreibung bei Nervenschmerzen, Ischias, Migräne und rheumatischen Beschwerden. Evtl. als Bestandteil des Gelenköls (s. S. 99). Die Pfefferminze kann aber auch einem Dampfbad bei Bronchialkatarrh, Schnupfen oder Kopfschmerzen zugesetzt werden. Nicht anwenden bei Säuglingen und kleinen Kindern!

Quark

Quarkauflage

100 g Magerquark mit etwas essigsaurer Tonerde zu einer streichfähigen Paste vermengen und auf eine Kompresse oder direkt auf die zu behandelnde Stelle fingerdick auftragen; das Ganze mit einem feuchten Tuch abdecken und mit einem 2. Tuch befestigen. Dies hilft bei Entzündungen aller Art, aber auch bei Unterschenkelbeschwerden. Allgemein wirkt die Quarkauflage schmerzlindernd. Nach Eintrocknen des Quarks das Ganze erneuern.

QUARKUMSCHLAG

Ein Breiumschlag mit angewärmtem Quark hilft bei Bronchitis, Krampf- und Reizhusten. Der Umschlag sollte auf Brust und Rücken angewendet werden; er wird erst abgenommen, wenn der Quark eingetrocknet ist.

Rheumabad

Birkenblätter, Farnkraut, Arnika, Thymian, Wacholderspitzen, Heublumen und Brennnesseln zu gleichen Teilen mischen und 250 g dieser Mischung in 2 l Wasser ½ Stunde kochen lassen. Anschließend abseihen und den Absud dem vorbereiteten Badewasser beimischen. Ein solches Bad 2-mal pro Woche nehmen und die Badedauer in 5-Minuten-Schritten langsam von 15 auf 30 Minuten steigern. Anschließend die rheumatischen Stellen einreiben, z. B. mit Beinwellschmalz, Kastanienblüteneinreibung oder Wallwurzsalbe.

Ringelblume

GEDÄMPFTE RINGELBLUME

Um den Heilungsprozess von schlecht heilenden Wunden zu beschleunigen, in etwas Speiseöl (Erdnuss- oder Olivenöl) gedämpfte Ringelblumen noch warm auflegen, entsprechend abdecken (z. B. mit einem Baumwolltuch) und verbinden.

RINGELBLUMENKOMPRESSEN

1 TL Ringelblumenblüten pro Tasse in kaltem Wasser ansetzen, zum Kochen bringen und ca. ½ Stunde abgedeckt leicht köcheln lassen. Nach dem Abseihen die Kompressen in dem Absud tränken, die auf Entzündungen, Frostbeulen, offene Beine und wund gelegene Hautstellen (Dekubitus) aufgelegt werden. Mehrmals erneuern. Mit diesem Aufguss reinigte man früher Verletzungen.

RINGELBLUMENSALBE

Diese universell verwendbare, alterprobte Heilsalbe wirkt bei Verletzungen, schlecht heilenden Wunden und offenen Beinen bzw. Geschwüren, aber auch bei Prellungen, Quetschungen oder Blutergüssen. Auch bei Hautkrankheiten und Warzen sowie bei trockenen, rissigen, geröteten Händen kommt sie zur Anwendung.
Es gibt sie als Fertigprodukt in der Apotheke oder im Reformhaus (i. d. R. unter der Bezeichnung Calendula-Salbe) oder man stellt sie selbst her: 200 g (im Wasserbad) geschmolzenem Erdnussfett 1 Handvoll fein geschnittene Ringelblumen (Blüten und Kraut) untermengen und ca. ½ Stunde lang bei kleiner Flamme köcheln lassen, ohne dass das Fett zum Qualmen kommt. Anschließend durch feine Gaze oder ein feines Sieb abseihen, abfüllen und erkalten lassen. Für die genannten Zwecke verwendet man die Ringelblume auch als Tinktur und Ölauszug.

Rizinusöl

Das Wachstum der Wimpern kann gefördert werden, wenn man diese vor dem Einschlafen leicht mit Rizinusöl einreibt. Darüber hinaus wird Rizinusöl zur äußerlichen Behandlung von Altersflecken, Narben und Schuppen angewendet.

Rosenblätteraufguss

Frisch gepflückte, ungespritzte Blütenblätter der Rose (etwa 1 EL pro Tasse) mit kochendem Wasser übergießen und 5–10 Minuten lang zugedeckt ziehen lassen. Nach dem Abseihen die Kompressen darin tränken, die dann für einige Zeit auf die Augen gelegt werden. Dies ist in Fällen leichter Augenentzündung, aber auch zur Belebung der Augen und der sie umgebenden Haut zu empfehlen.

Salatmaske

4–5 große Kopfsalatblätter gut waschen, in ¼ l Magermilch kurz aufkochen lassen. Bei Akne die Gesichtshaut mit den etwas abgekühlten Blättern abdecken. Die Salatblätter 15–30 Minuten einwirken lassen, anschließend das Gesicht gut abwaschen.

Salbei

Salbeiabkochung

Als Gurgelwasser ist Salbei hilfreich bei Problemen im Mund- und Rachenbereich. Dazu 1 TL frische Salbeiblätter pro Tasse mit kaltem Wasser ansetzen und 3–5 Minuten kochen lassen. Anschließend 10 Minuten zugedeckt ziehen lassen.

Salbeiblätter

Gekaute Salbeiblätter wirken gegen Mundgeruch und Zahnfleischentzündungen; durch regelmäßiges Abreiben der

Zähne mit Salbeiblättern kann man Nikotin- und Teeflecken schonend und wirksam entfernen. Nicht anwenden während der Schwangerschaft, in der Stillzeit sowie bei Säuglingen und Kleinkindern!
Frisch geriebene Salbeiblätter auf Insektenstiche und auf schlecht heilende Wunden auflegen. Das lindert wohltuend den Schmerz und den Juckreiz.

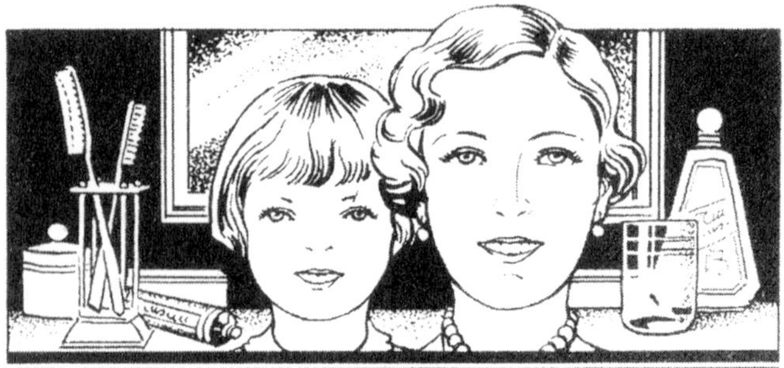

Salz

Salzfussbad

In ein heißes Fußbad 1 Handvoll Speisesalz geben; in dieser Lösung zur allgemeinen Entspannung für 5–10 Minuten Wasser treten, um die Füße nach einem langen Tag zu erfrischen. Vorsicht: Kein heißes Fußbad bei Krampfadern oder sonstigen Venenleiden machen! Anschließend das Salzwasser gut abspülen.

Salzhemd

125 g Kochsalz in 5 l Wasser auflösen. In diese Lösung ein Unterhemd tauchen, dieses gut ausgewrungen anziehen, sich in

eine Wolldecke wickeln und ins warme Bett legen. Diese Anwendung eignet sich zur Behandlung von allen Krankheiten mit Ausschlag. So wird das „Herauskommen" des Ausschlages (was unbedingt erreicht werden sollte) gefördert. Außerdem ist sie eine gute Umstimmungstherapie bei kränkelnden Kindern. Das Salzhemd wird kalt oder warm angewendet und soll 1 bis maximal 2 Stunden einwirken. Es kann auch in getrockneter Form angewendet werden, indem das Hemd in eine fast gesättigte Salzlösung getaucht, auf der Heizung getrocknet und anschließend angezogen wird.

SALZWASSERKOMPRESSEN

1 Handvoll Salz in 2 l Wasser auflösen. Ein Tuch darin tränken und auf die zu behandelnde Stelle auflegen, nachdem das Tuch gut ausgewrungen wurde. Diese Kompresse eignet sich bei leichteren Verbrennungen (nicht im akuten Zustand anwenden) oder (angewärmt) als Bauchauflage bei Verstopfung.

SALZWICKEL

Ein mehrmals gefaltetes Tuch von geeigneter Größe in Salzwasser tränken (1 Handvoll Salz auf 1–2 l Wasser), gut auswringen, um den Hals oder auf die Brust legen und mit einem zweiten Tuch bedecken bzw. umwickeln. Dies ist hilfreich bei Halsschmerzen bzw. Bronchialkatarrh, aber auch, auf das entsprechende Gelenk aufgelegt, bei Gelenkergüssen („Wasser im Gelenk").

Sauerrahmkompresse

Bei müden oder entzündeten Augen 2 Tupfer oder Wattebäusche dick mit saurer Sahne bestreichen, auf die geschlossenen Augen aufbringen und 5–10 Minuten einwirken lassen. Anschließend vor dem Augenöffnen gut abwaschen; müde oder überanstrengte Augen werden angenehm erfrischt.

Schafgarbenauflage

1–2 Handvoll Schafgarbenkraut mit 1 l kochendem Wasser übergießen. Nach 10 Minuten zugedecktem Ziehen abseihen; ein zusammengefaltetes Tuch eintauchen, auswringen und bei Gallenkolik (vom Arzt oder Heilpraktiker abklären lassen) noch möglichst warm auf den vorderen rechten Rippenbogen legen. Das Ganze mehrmals erneuern.

Schlämmkreide

Sind die Zähne vom Rauchen oder von schwarzem Tee braun geworden (das betrifft meist die Zahnrückseiten), werden sie mit der Zahnbürste und mit Schlämmkreide (in der Apotheke erhältlich) täglich gebürstet, um sie wieder aufzuhellen. Doch Achtung: Zu intensives Putzen mit Schlämmkreide kann zu starkem Abrieb am Zahnschmelz führen.

Schnaps

Ist bei Zahnschmerzen kein Zahnarzt erreichbar, können Sie zur Überbrückung einen kleinen Wattebausch mit Schnaps tränken und in das Zahnloch legen bzw. an den schmerzenden Zahn aufbringen. Mehrmals erneuern.

Schöllkraut

Schöllkraut ist mit dem giftigen Schlafmohn verwandt, sein Gebrauch sollte daher bei hoher Dosierung nur in Absprache mit dem Arzt erfolgen. Beim Pflücken dieser weitverbreiteten Pflanze tropft ein weißer Saft aus dem Stängel, den man sofort auf eine noch geschlossene Warze (nicht auf die umliegende Haut) gibt und ihn dort eintrocknen lässt. Großmutter ging noch davon aus, dass bei täglicher Anwendung die Warze in 1–2 Wochen verschwindet. Nicht vergessen: Schöllkraut ist giftig, daher nicht in offene Wunden (Warzen oder Geschwüre) geben und den weißen Saft nicht einnehmen.

Schwarzer Tee

Teebeutel eignen sich nach Abkühlung zur Augenauflage bei geschwollenen Lidern. Häufig geschwollene Lider sollten vom Arzt oder Heilpraktiker abgeklärt werden.

Schweineschmalz

Um blutende Warzen (bei diesen jedoch unbedingt den Arzt konsultieren!) zum Abfallen zu bringen, Schweineschmalz daraufschmieren und das Ganze mit einem Tuch abdecken. Auch Nagelgeschwüre an Fingern oder Zehen damit bestreichen und anschließend mit einem Tuch, das vorher in verdünntem Alkohol getränkt wurde, verbinden.

Schwitzpackung

Eine Schwitzpackung kann zur Behandlung von Erkältungskrankheiten angewendet werden. Sie ist stark kreislaufbelastend und daher nicht für Herz- und Kreislaufkranke geeignet. Wichtig ist, dass während der Behandlung keine starken Unwohlseinsgefühle auftreten.
Der Patient wird zunächst mit angelegten Armen in ein in heißes Wasser getauchtes und ausgewrungenes Biberbetttuch (auch ein normal dickes Betttuch genügt) gewickelt. Lediglich Hals und Kopf bleiben frei. Anschließend wickelt man noch 1 oder 2 Wolldecken fest um den Patienten, der schließlich noch mit weiteren Decken oder einem Federbett zugedeckt wird. Der Patient soll mindestens ½ Stunde, höchstens aber 1 Stunde stark schwitzen, hiernach gewaschen und sorgfältig abgetrocknet werden.Schwitzpackungen sind auch für Kinder, jedoch nicht für Kleinkinder unter 2 Jahren geeignet. Durch das Trinken von Lindenblüten-, Flieder- oder Holundertee wird das Schwitzen verstärkt.

Seife

SCHMIERSEIFENAUFLAGE

Ein mehrfach zusammengefaltetes Tuch in starker Schmierseifenlösung tränken und auswringen. Auf geschwollene Drüsen gelegt, kann es diese zum Abklingen bringen.

SCHMIERSEIFENEINREIBUNG

Bei Rheuma die befallenen Gliedmaßen mit reiner Schmierseife einreiben und die betroffenen Stellen mit einem Tuch umwickeln. Nach 1 Stunde abwaschen oder gleich warm baden. Diese Anwendungen sollten nicht häufiger als 1–2-mal pro Woche und nur an 1–2 Gliedmaßen gleichzeitig vorgenommen werden, um überschießende Reaktionen zu verhindern. Die Schmierseifeneinreibung wirkt auch gut bei beginnender Erkältung. Bei Kindern nur Teileinreibungen anwenden: am 1. Tag das linke Bein, am 2. Tag das rechte. Es folgen an jeweils einem Tag der linke Arm, der rechte Arm, Rücken und Brust. Am 7. Tag wird ein Vollbad genommen.

SEIFENWASSER

In 1 l Wasser Seife oder Seifenflocken auflösen. In dieser Lösung die Finger oder Zehen (z. B. bei Entzündungen) ca. 10 Minuten lang baden, abtrocknen und die Stellen mit einer Zugsalbe (nicht an der Schleimhaut anwenden) einreiben.

Senf

LEICHTER SENFMEHLUMSCHLAG

Ein lauwarm angefeuchtetes Tuch einseitig mit Senfmehl bestreuen und es mit dieser Seite auf Brust oder Rücken legen, wo es bis zu leichter Hautrötung verbleibt. Anschließend gut abwaschen. Vorsicht: Das Senfmehl sollte nicht in die Augen kommen! Abwechselnd auf Brust oder Rücken nur 1-mal pro Tag anwenden. Dies ist besonders hilfreich bei beginnendem Husten, leichter Bronchitis und Fieber. Die Senfwickel oder Senfpflaster wirken aber nicht nur bei Entzündungen des Brustraums als krampflösendes und schmerzstillendes Mittel. Auch bei entzündungsbedingten Beschwerden der Gelenke, bei Ischias, Hexenschuss, Nervenschmerzen, rheumatischen Schmerzen und Gicht kamen und kommen sie zum Einsatz.

Senfspiritus

Bei (rheumatischen) Muskelbeschwerden, Verstauchungen, Verrenkungen, Zerrungen, müden Beinen, aber auch bei Kopfweh und Nervenschmerzen hilft die Einreibung mit Senfspiritus (diesen kann man in der Apotheke bestellen).

Senfvollbad

Auf den gesamten Organismus wirken Senfbäder. Hierzu benötigt man je nach Wassermenge (abhängig von der Größe der Badewanne) 150–300 g Senfmehl, das man zunächst in warmem Wasser aufrührt und ziehen lässt. Die Lösung sollte nicht zu dickflüssig sein. Nach 10 Minuten wird abgeseiht und die Flüssigkeit dem Badewasser beigefügt.
Für Teilbäder benötigt man entsprechend weniger Senfmehl. Senfbäder als Vollbad und auch als Sitzbad haben sehr gute Wirkung bei Blutandrang im Kopf, bei Kopfschmerzen sowie bei kalten Füßen und Beinen.
Herzkranke dürfen Senfbäder nicht anwenden!

Schwerer Senfwickel

150–200 g frisch gemahlenes Senfmehl mit warmem Wasser zu einem dicken Brei verrühren und auf die Haut aufbringen. Mit einem feuchten Tuch abdecken und umwickeln. Vorsicht: Nicht auf Schleimhäute und empfindliche Hautpartien (z. B. Brustwarzen) auftragen! Den Wickel nicht länger als 5–10 Minuten einwirken lassen.

Nach einem anfänglichen schwachen Reizgefühl spürt man bald ein starkes Brennen auf der Haut, und es setzt eine leichte Hautrötung ein. Nun ist es Zeit, die Behandlung abzubrechen und die Hautpartie sorgfältig mit warmem Wasser abzuwaschen. Wirksame Hilfe leistet der Senfwickel z. B. als Brustwickel bei Lungenleiden (Entzündungen und Stauungen), hartnäckigem Husten, Erkältungen und Bronchialkatarrhen. Der Senfwickel ist für die Haut eine Belastung; ist die Krankheit noch nicht verschleppt, so ist dem leichteren Senfumschlag der Vorzug zu geben.

Sesamöl

Bei Stichen, Verletzungen, Prellungen usw. wirkt eine Einreibung der betroffenen Stellen mit Sesamöl schmerzlindernd.

Spitzwegerich

Spitzwegerich-Rosenwasser

1 Handvoll frisch gesammelter Spitzwegerichblätter in ¼ l Wasser kalt ansetzen und kurz zum Kochen bringen. Nach 10–15 Minuten Ziehenlassen abseihen. 2 Teile des erhaltenen Aufgusses mit 1 Teil Rosenwasser (aus der Apotheke) mischen. Diese Mischung ist als Gesichtswasser oder zum Tränken von Gesichtskompressen bei Akne oder unreiner und fettiger Haut gut geeignet.

Spitzwegerich, Breitwegerich

Die Blätter dieser beiden Pflanzen eignen sich hervorragend zur Behandlung von Insektenstichen und kleinen Verletzungen. Dazu gewaschene und zerquetschte Blätter oder den frisch gepressten Saft der Blätter auf die Wunde bzw. den Stich legen oder diese mit den Blättern leicht einreiben, bzw. den Saft einziehen lassen. Zur Eröffnung und beschleunigten Abheilung von Abszessen und Furunkeln wie oben beschrieben verfahren oder einige Blätter in 1 Tasse Wasser kurz aufkochen, 10 Minuten ziehen lassen und Kompressen, die in dieser Abkochung getränkt werden, auf die betroffenen Stellen auflegen.

Splitter ziehen

Splitter in der Haut lassen sich leichter mit der Pinzette ziehen, wenn 2–3 Stunden lang Zwiebelscheiben aufgelegt werden (Verband darüber, mehrmals erneuern).

Stiefmütterchen (kosmetisch)

Etwa 50 g Stiefmütterchenkraut in 1 l Wasser kalt ansetzen und kurz zum Kochen bringen. Anschließend 5–10 Minuten ziehen lassen. Mit dem Absud können auch Kompressen getränkt und aufgelegt werden. Dies ist beispielsweise hilfreich bei Akne, Krampfadern, Geschwüren und Venenentzündungen sowie bei verschiedenen Hautkrankheiten wie Ekzemen, Milchschorf und Schuppenflechte.

Talkum

TALKUMPULVER

Talkum ist die pulverisierte Form des Talks, einem Mineral, das auf der Erdoberfläche natürlich vorkommt. Empfindliche Füße bzw. einzelne empfindliche Stellen (Ferse, Zehen) mit Talkumpuder bzw. -stift einpudern oder einreiben. Dies ist besonders vor langen Wanderungen und Märschen zu empfehlen, um Blasen zu verhindern.

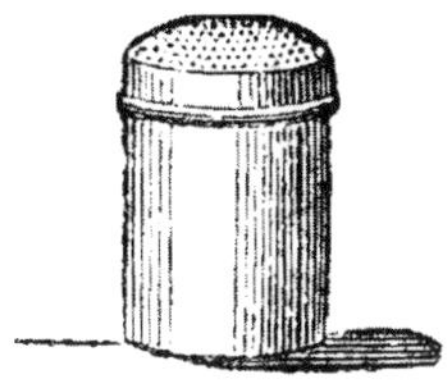

TALKUM MIT ALAUN

Schwitzen an Oberkörper, Achseln und Füßen usw. lässt sich durch Einpudern mit Talkum stoppen, dem man pro 100 g eine Menge von 5 g Alaun (dies ist eine Substanz, die aus den Salzen von Kalium und Aluminium besteht) beigibt. Diese Mischung nach dem Waschen dünn aufpudern. Allerdings ist Schweißabsonderung ein wichtiges Ventil für den Körper und sollte nicht langfristig unterdrückt werden. Übermäßiger Schweiß sollte durch innere Behandlung angegangen werden.

Taubnesselbad

Der Taubnesseltee kann auch zum Baden von schlecht heilenden Wunden, insbesondere Brandwunden verwendet werden. Diese Anwendung wurde zu Großmutters Zeiten v. a. als Hilfe bei Menstruationsbeschwerden junger Mädchen eingesetzt. Gebräuchlich war damals auch eine Anwendungsform, bei der mit dem Tee getränkte Umschläge als Spülmittel gegen Weißfluss angewendet wurden. Nur nach Rücksprache mit dem Frauenarzt anwenden.

Thymian

Thymianbad

Ein Thymianbad ist eines der besten Mittel gegen Erkältungskrankheiten, hier kommt die schleimlösende und Hustenreiz stillende Wirkung des Thymians zur Geltung. Man bereitet ein Vollbad wie folgt: 100 g der getrockneten Thymianblättchen werden mit etwa 2 l kochendem Wasser überbrüht und nach 10-minütigem Ziehenlassen leicht ausgequetscht und abgeseiht. Diese Flüssigkeit fügt man dem heißen Badewasser zu. Auch der Tee kann äußerlich angewendet werden, denn er eignet sich, um darin schlecht heilende Wunden, Geschwüre, etc. zu baden. Nicht anwenden während der Schwangerschaft.

Thymianöl

2-mal täglich 2–3 Tropfen des ätherischen Öles (aus der Apotheke) auf einem Stückchen Zucker eingenommen, galt als gutes Mittel gegen Hakenwürmer oder Peitschenwürmer.

Thymianöl zur Einreibung

1 Handvoll frischen Thymian in ¼ l gutem Speiseöl (z. B. Erdnussöl) langsam erhitzen; das Öl darf nicht rauchen! Nach jeweils 2 Stunden Abkühlen den Vorgang 2–3-mal wiederholen, dann abseihen und das Öl in eine dunkle Flasche füllen. Mit diesem Öl bei Ischialgie, Rheuma und Muskelschmerz mehr-

mals täglich Einreibungen vornehmen. Nicht anwenden während der Schwangerschaft.

Tomatenblätter

Frische Tomatenblätter auf Mücken- oder Wespenstichen verrieben, lindern Juckreiz und Schwellung. Tomatenpflanzen halten gleichzeitig Insekten fern und wurden deshalb gern in Hausnähe oder z.B. auch am Küchenfenster angepflanzt.

Traubenmaske

Trauben zerdrücken oder zerstampfen und die Masse für 15–30 Minuten auf Gesicht, Hals und Dekolleté auftragen. Mit Wasser abspülen. Erfrischt und strafft die Haut.

Trockenhefemaske

Eine Portion Trockenhefe mit 1 Ei verrühren und unter Freilassung der Augen auf das Gesicht auftragen. Nach 10 Minuten Einwirken mit lauwarmem Wasser abspülen und abtrocknen. Belebt das Gesicht und erfrischt den Teint.

Warzen

Nicht zu flache Warzen können evtl. durch Abbinden entfernt werden: Einen Bindfaden mehrmals um die Warze legen, festziehen und verknoten direkt in Höhe des umgebenden Hautniveaus. Die Warze fällt bei erfolgreicher Behandlung nach einigen Tagen ab.

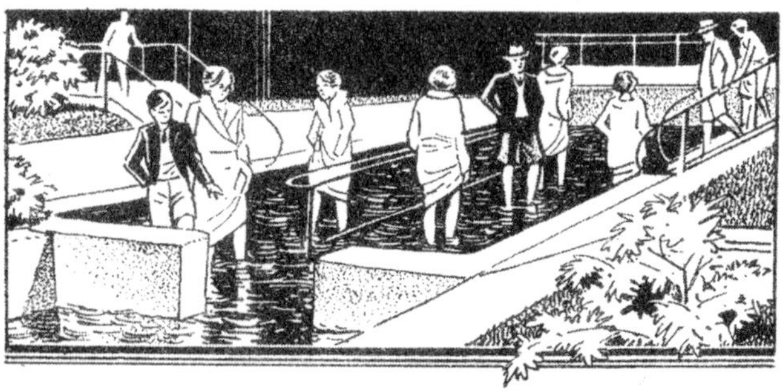

Wassertreten

Bettnässenden Kindern kann oft durch 2–3 Minuten langes „Gehen" in einer bis Wadenhöhe mit kaltem Wasser gefüllten Wanne geholfen werden. Selbstverständlich müssen die seelischen Ursachen des Bettnässens angegangen werden (Bettnässen = Weinen durch die Blase), wie seelischer Stress, Überforderung, Druck und Zwang durch Eltern, Schule usw.

Weinsteinsäure

Bei Fußschweiß Strümpfe oder Socken in eine Lösung aus 50 g Weinsteinsäure und ½ l Wasser tauchen, gut auswringen, auf der Heizung trocknen lassen.
Beim Anziehen der Strümpfe wird Fußschweiß von der unschädlichen Säure neutralisiert und der unangenehme Geruch unterbleibt.

Zitrone

ZITRONENABREIBUNG

Für fettige (Gesichts-)Haut ist das gelegentliche Abreiben mit einer frischen Zitronenscheibe eine Wohltat. Vorsicht im Augenbereich!

ZITRONENÖL

Zur Vermeidung von Insektenstichen die unbedeckten Körperteile (Arme, Beine usw.) mit Zitronenöl oder Nelkenöl einreiben, um die aufdringlichen Tiere abzuhalten. Nicht in der Schwangerschaft und Stillzeit anwenden.

ZITRONENSAFT

Eignet sich gut zum Einreiben der Hände, wenn diese öfter feucht sind. Mehrmals am Tag durchführen. Gleichzeitig sollte aber die Ursache (meist vegetativer Art) geklärt werden. Mit einem frischen Zitronengetränk können auch Insektenstiche betupft und gelindert werden. Vorsicht: Manche Menschen reagieren mit allergischen Hautausschlägen auf Zitrone. Der Saft von ½ Zitrone eignet sich, in 1 Glas warmes Wasser gegeben, außerdem zur Mundspülung oder zu vorsichtigem Gurgeln bei leichter Mandelentzündung.

Zwiebel

ZWIEBEL MIT SALZ

Eine zerdrückte und mit Salz vermengte Zwiebelscheibe auf ein Hühnerauge geben und mit einem Pflaster oder Verband abdecken. Mehrmals erneuern. Nach einigen Tagen kann das Hühnerauge leicht gelöst werden.

ZWIEBELEINREIBUNG

Nach Reinigen einer Brandwunde von Verband und Salbe kann sie, um die Heilung zu fördern, mit einer frisch angeschnittenen Zwiebel eingerieben werden. Auch bei Insektenstichen hilft das Einreiben mit Zwiebel oder das Betupfen mit Zwiebelsaft.

ZWIEBELPFLASTER

Eine geschälte, zerkleinerte und kurz weich gedünstete Zwiebel in ein Stück Tuch einschlagen und noch möglichst warm auf die zu behandelnde Stelle legen. Dies fördert das Eröffnen und das Abheilen eines Abszesses. Bei Ohrenschmerzen die Zwiebel in heißem Öl sieden und einige Stücke (abgekühlt) mit Gaze umwickelt vorsichtig in den Gehörgang stecken oder auf die Ohrmuschel legen.

ZWIEBELSOCKEN

Baumwollsocken mit geschälten, zerkleinerten Zwiebelstücken füllen und über die Füße streifen. Über Nacht getragen, wirken die Socken fiebersenkend.

Pflanzen-
lexikon

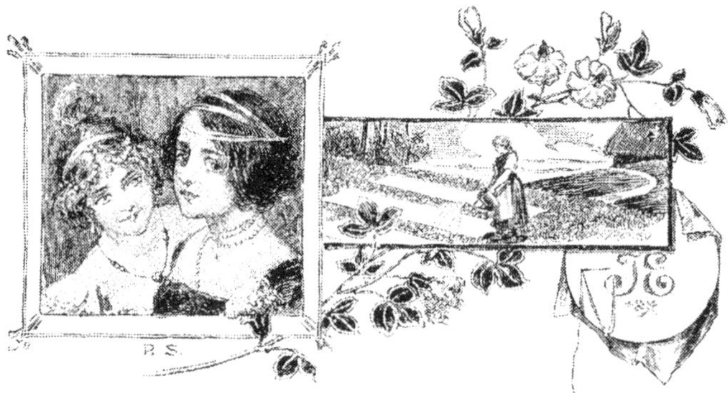

Die ursprüngliche Nummerierung der historischen Abbildungstafeln wurde in diesem kleinen Pflanzenlexikon beibehalten. Da nicht alle Tafeln übernommen wurden, ist die Nummerierung nicht durchgängig.

Ackerschachtelhalm

Equisetum avense L.
Schachtelhalmgewächse, *Equisetaceae*, auch: Zinnkraut, Tab. 20, Nr. 28
Der Ackerschachtelhalm ist in Europa ebenso wie in Asien verbreitet. Er wächst besonders auf kalkarmen, steinigen oder schweren Böden. Diese ausdauernde, krautige, im Frühjahr unverzweigte gelbbraune Pflanze entwickelt fruchtbare, etwa 20 cm hohe Sprossen. Spätestens im Mai sind die Sporen reif. Nachdem die Triebe abgestorben sind, erscheinen büschelweise die etwa federkieldicken, grünen, unfruchtbaren Sprossen, die 30–50 cm hoch werden. Sie sind verzweigt, und ihre astlosen Spitzen überragen die Äste weit. Blütezeit ist von Juli bis September.
Schachtelhalmkraut enthält Saponin und Kieselsäure. Früher

schrieb man dem Kraut alle möglichen Wirkungen zu, u. a. als Mittel gegen Husten, Asthma, Tuberkulose usw.
Das Kraut wurde wegen seines Kieselsäuregehalts auch zum Reinigen von Zinngeschirr (daher „Zinnkraut") benutzt. Heutzutage ist seine Wirkung auf die Durchblutung anerkannt. Gesammelt werden die unfruchtbaren Sommertriebe im Juli, spätestens im August.

Alpenwegerich

Plantago alpina L.
Wegerichgewächse, *Plantaginaceae*
Der Alpenwegerich wächst in den Alpen zwischen 1.000 und 3.000 m Höhe. Er braucht feuchten und nährstoffreichen, sauren Boden mit Rohhumusbeimischung und wird 10–40 cm hoch. Der Blütenstandstängel ist meist aufrecht. Die Blütenähren sind 1,5–3 cm lang und walzlich; vor dem Aufblühen eher etwas knickend. Die unscheinbaren Einzelblüten haben eine bräunlich weiße Farbe. Die flachen Blätter sind in einer grundständigen Rosette angeordnet und 6–20-mal so lang wie breit. Blütezeit ist von Juli bis Oktober.
Wegen seines hohen Gehalts an Schleimstoffen hat der Samen des Alpenwegerichs eine günstig regulierende Wirkung bei quälender Darmträgheit.

Anis

Pimpinella anisum L.
Doldengewächse, *Apiaceae*, auch: Arnis, Tab. 36, Nr. 59
Die Heimat des Anis liegt vermutlich im Mittelmeergebiet. Kultiviert wird der Anis v. a. in Südeuropa, Indien, China, Japan und Südamerika. Anis ist eine 1-jährige, bis 50 cm hohe Pflanze mit einem aufrechten, fein gerillten und auffallend dünnen Stängel, der oben verästelt. Die unteren Blätter sind

lang gestielt, rundlich bis nierenförmig und tief gesägt. Die mittleren Blätter sind gefiedert, die oberen 3-teilig. Die weißen Blüten sitzen an flachen Dolden. Die breit-ovalen Früchte spalten meist nicht. Sie sind eiförmig, etwa 3 mm lang und erhalten durch feine Härchen eine graugrüne Farbe. Blütezeit ist von Juli bis August.

Die auf der ganzen Welt als Gewürz verwendeten Samenkörner des Anis enthalten einen hohen Anteil des ätherischen Öls Anethol, dem die besondere blähungstreibende und schleimlösende Wirkung des Anis zugeschrieben wird.

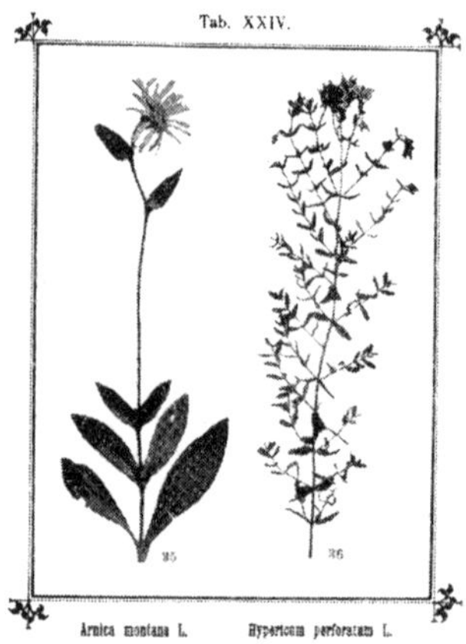

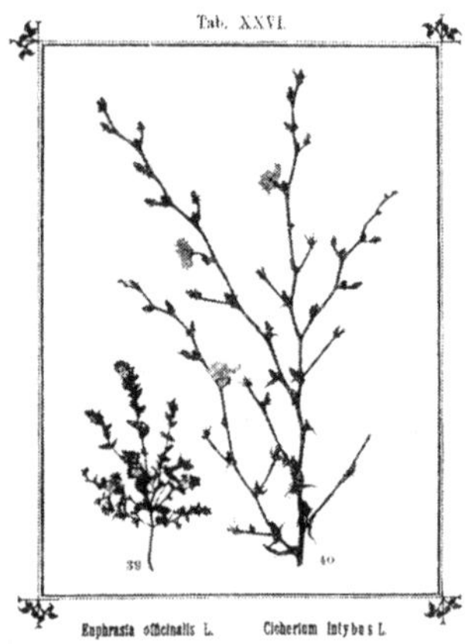

Arnika

Arnica montana L.

Korbblütengewächse, *Asteraceae*, auch: Johannisblume, Tab. 24, Nr. 35

Arnika kommt hauptsächlich auf mageren, leicht versauerten Hängen, ungedüngten Waldwiesen in den Alpen und im Alpenvorland bis 2800 m Höhe vor. Arnika ist eine mehrjährige

Pflanze. Aus einer flach ausgebreiteten Rosette von ovalen, ganzrandigen Blättern entspringt ein meist unverzweigter, drüsenhaariger Stängel mit 2–3 gegenständigen Blattpaaren. Die Blütenköpfe sind von leuchtend gelber bis orangegelber Farbe und haben einen Durchmesser von 5–8 cm. Der Duft der ganzen Pflanze, hauptsächlich aber der Blüte, ist aromatisch würzig. Der Geschmack ist bitter und scharf. Die Blütezeit ist von Juni bis August. Achtung: Arnika ist teilweise geschützt! Wegen seiner herzwirksamen und blutdruckerhöhenden Inhaltsstoffe sollte Arnika innerlich mit äußerster Vorsicht und nur auf Anweisung des Arztes angewandt werden.

Augentrost

Euphrasia rostkoviane L.
Rachenblütler, *Scrophulariaceae*, auch: Wiesengrind, Tab. 26, Nr. 39
Von der Ebene bis in die Alpenregion kommt Augentrost in ganz Mitteleuropa auf Wiesen, Weiden, Heiden und in Moorgebieten vor. Augentrost ist 1-jährig, wird 2–30 cm hoch mit flaumig behaartem Stängel. Die an der Spitze gezähnten Blätter sind eiförmig. Der Kelch ist drüsenhaarig, die Blüten sind kurzborstig behaart und werden 9–11 mm lang. Sie blühen weiß bis blasslila mit einem gelben sogenannten Schlundfleck. Blütezeit ist von April bis September. Die Pflanze wird gemeinhin als Halbschmarotzer bezeichnet, da sie Nährstoffe aus den Wurzeln benachbarter Pflanzen ansaugt.
Bei allen leichten Entzündungszuständen der Augen hat Augentrost schmerzlindernde, angenehm kühlende und entzündungshemmende Wirkung.

Augenwurz

s. Baldrian

Baldrian

Valeriana officinalis L.
Baldriangewächse, *Valerianaceae*, auch: Augenwurz, Tab. 13, Nr. 15
Es gibt feuchte und trockene Standorte in ganz Mitteleuropa. Die aromatischeren Pflanzen finden sich auf trockenen Standorten. Baldrian ist an Ufergebüschen, auf feuchten Wiesen und in Schluchten, ebenso wie in Wäldern und an sonnigen, felsigen Abhängen zu finden. Die Pflanze wird 20–100 cm hoch. Der aufrechte Stängel ist gefurcht und kurzhaarig mit mehreren Blattpaaren und dem schirmförmigen Blütenstand. Die Blätter sind fiederteilig in 5–11 lanzettlich spitzen Teilblättern. Die kleinen Einzelblüten werden 4–5 mm lang, blühen hellrot-lila bis weiß und duften stark.
Blütezeit ist von April bis September.
Die schon den Germanen bekannte, aus den Wurzeln des Baldrians gewonnene Droge hat beruhigende stresslösende und entkrampfende Wirkung. Baldrian sollte nicht über längere Zeit angewendet werden, da sonst entgegengesetzte Wirkungen auftreten können. Es ist sinnvoll, Baldrian im Wechsel – etwa mit Hopfen oder Melisse – anzuwenden

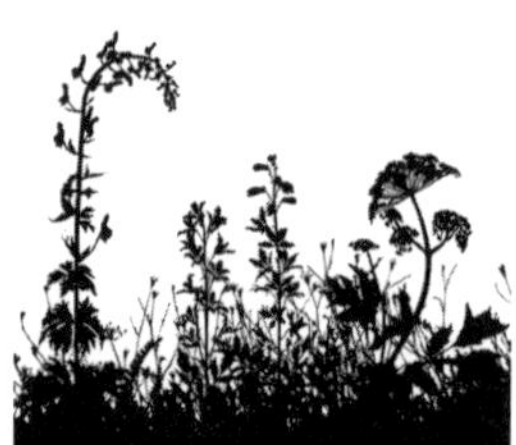

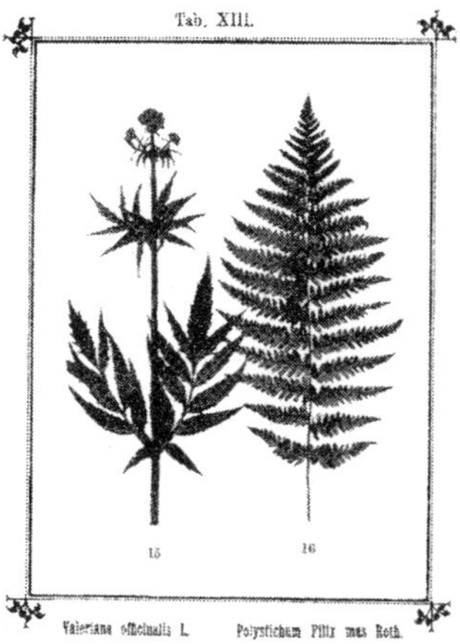

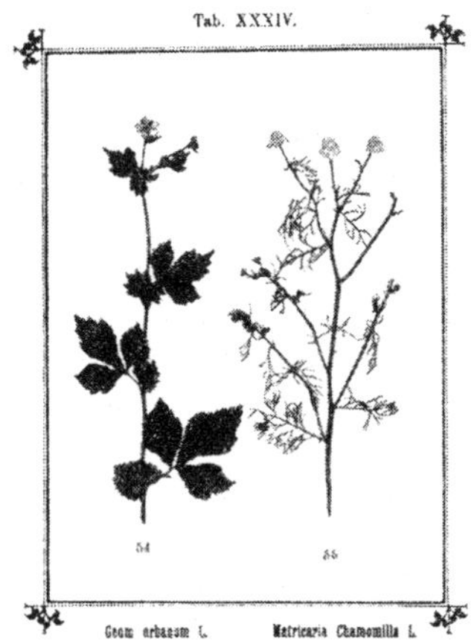

Bärentraube, Echte

Arctostaphylos uva-ursi L.
Heidekrautgewächse, *Ericaceae*, auch: Sandbeere
Die Bärentraube ist in den Alpen besiedelt, in Gebieten mit geringer Luftfeuchte in 1500–2500 m Höhe. Sie gedeiht daher in den lichten, zentralalpinen Kiefernwäldern und in den höher gelegenen Zwergstrauchheiden. Sie kommt zerstreut vor und fehlt gebietsweise ganz. Die Bärentraube wächst als immergrüner Strauch mit knorrigen Stämmchen und bodenkriechenden Zweigen. Die Blätter sind klein und kurz gestielt, eiförmig und lederartig glänzend. Sie ähneln denen der Preiselbeere und unterscheiden sich nur an der Oberseite durch die tiefen Netznerven. Die Unterseite ist durchgehend grün. Die Blüten sind schwach rötlich, endständig und in überhängenden Trauben angeordnet. Die Früchte sind rote, mehlige Beeren. Blütezeit ist je nach Höhenlage von März bis Juni. Verwendet werden die Blätter, die von Juni bis August gesammelt werden. Sie enthalten reichlich Arbutin. Der Name „Bären-

traube“, lateinisch *Arctostaphylos uva-ursi*, geht auf die Vorliebe der Bären für diese Früchte zurück.
Die in den Blättern der Bärentraube enthaltenen Stoffe werden im Körper in stark desinfizierende, antibakterielle Substanzen gespalten (v. a. Hydrochinon), die besonders im Nieren- und Blasenbereich wirksam sind. Aufgrund dieser Eigenschaft ist Bärentraube bestens geeignet zur Behandlung von Nieren- und Blaseninfektionen.

Bärlapp

Lycopodium clavatum L.
Bärlappgewächse, *Lycopodiaceae*, auch: Wolfsklaue
In Nadelwäldern, Heiden und auf sandreichen Magerrasen trifft man noch auf diese Bärlappart. Das moosartige, kriechende und verzweigte Kraut hat bis zu 20 cm lange aufrechte Stängel, die sich im oberen Drittel gabeln. Die kleinen Blätter sind dunkelgrün und stehen sehr dicht beieinander. Im 4. oder 5. Jahr bilden sich auf den klein gegabelten Ästen Fruchtähren mit Sporen, auch Blitzpulver genannt. Die Bärlappähren müssen kurz vor der Reife geschnitten werden. Zu Großmutters Zeiten wurden diese Sporen auf Theaterbühnen zur Erzeugung von Blitzen benutzt.
Die im Stadium der Reife gesammelten Sporen des Bärlapps enthalten zu einem großen Teil fettige Öle, deren Wirkungsweise auf den Organismus noch nicht vollständig erforscht ist. In der Heilkunde wird Bärlapptinktur bei Erkrankungen der Blase, der Geschlechtsorgane, bei Leberleiden, Gicht, Rheumatismus und Verstopfung angewendet. Im Hausgebrauch findet Bärlapp in der Kinderheilkunde Anwendung. Gesammelt werden die Sporen im Juli und August.

Beifuß, Gemeiner

Artemisia vulgaris L.
Korbblütengewächse, *Asteraceae,* auch: Besenkraut
In den gemäßigten Zonen zumindest der Nordhalbkugel trifft man den Beifuß siedlungsnah auf verunkrauteten Stellen an Wegrändern, Stapelplätzen, Dämmen, aber auch an Gebüsch- und Waldrändern an. Er bevorzugt nährstoffreiche Sand- und Lehmböden. Die Staude wird bis zu 150 cm hoch. Der Stängel ist aufrecht, ausladend ästig und oft von dunkelbrauner bis roter Farbe. Die lanzettlichen Blätter sind auf der Unterseite weiß und filzig, auf der Oberseite kahl. Die Blütenkronen sind gelb bis rotbraun. Blütezeit ist von August bis September. Gesammelt werden die Zweigspitzen während der Blüte und die Wurzeln im November. Achtung: Die Pflanze ist leicht giftig. Früher verwendete man Beifuß hauptsächlich gegen Epilepsie und nervöse Störungen; eine Anwendung des ätherischen Öls allein in extrem hoher Dosierung über längere Zeit schädigt jedoch das Nervensystem. Die Droge und ihre gebräuchlichen Zubereitungen sind ungiftig.

Beinwell

Symphytum officinale L.
Raublattgewächse, *Boraginaceae,* auch: Wallwurz
Im ganzen mitteleuropäischen Flachland ist Beinwell häufig in Wiesengräben, an feuchten Wegrändern und Auen verbreitet. Diese sehr feuchtigkeitsliebende Pflanze wird bis zu 1 m hoch und ist mit einer 30 cm langen und 1–2 cm dicken fleischigen Pfahlwurzel senkrecht im Boden verankert. Der aufrechte, steife Stängel ist durch die am Stängel herablaufenden Laubblätter geflügelt und nach oben verzweigt. Die ganze Pflanze ist mit weißen, rauen Borsten überzogen. Die Blüten sind nickend, glockig und stehen in der Achsel der oberen Laubblätter in einem reichblütigen Doppelwickel. Die Farbe

ist unterschiedlich; es gibt Blüten mit Farben von Dunkelviolett über alle Rosétöne bis zu Reinweiß (selten). Blütezeit ist von April bis August.
Die Ausläufer des unterirdischen schwarzen Wurzelstocks des Beinwells enthalten neben Schleim- und Gerbstoffen auch Allantolin, Cholin, und Glykoside. Die Wurzel wird im Frühjahr vor ihrer Blüte oder im Spätherbst gesammelt.

Benediktenkraut

Centaurea benedict L.
Korbblütengewächse, *Asteraceae,* auch: Bitterdistel, Tab. 34, Nr. 54
Die Pflanze stammt aus dem Mittelmeergebiet. Sie wächst auf mageren Böden an sonnigen und trockenen Hängen. Man findet sie aber auch an Wegrändern und vielfach in Gärten. Dieses 1-jährige, distelähnliche Kraut wird bis zu 80 cm hoch. Die Stängel sind eckig, verästelt und die Blätter zottig behaart und klebrig. Die unteren Blätter sind gestielt, die oberen sitzen direkt am Stängel. Sie sind länglich geformt, am Rand grob gezähnt und mit Stacheln besetzt. Die gelben Blütenköpfe an den Zweigen sind von Laubblättern umhüllt. Blütezeit ist von Juni bis August.
Alle oberirdischen Teile enthalten verschiedene Bitterstoffe, Gerbsäuren und Schleimstoffe. Aufgrund dieser Zusammensetzung ist Benediktenkraut als Heilmittel bei allen Beschwerden des Verdauungstraktes besonders geeignet. In zu hoher Dosierung ruft es aber Brechreiz und Durchfall hervor. Benediktenkraut muss ganz langsam und vorsichtig im Schatten getrocknet werden, da die Heilpflanze sonst zu brüchig wird.

Bibernelle, Kleine

Pimpinella saxifraga L.
Doldengewächse, *Apiaceae*, auch: Pimpernell
Wild ist die Kleine Bibernelle in Europa und Westasien zu finden. Dabei ist sie besonders auf trockenen Wiesen, sonnigen Abhängen und lichten Waldrändern verbreitet. Die Hauptwurzel ist spindelförmig und von gelbbrauner Farbe. Die Bibernelle wird etwa 50 cm hoch, hat einen runden Stängel und bildet eine grundständige Rosette aus gefiederten Blättern. Die weißen Blüten stehen in endständigen Dolden, die Früchte sind braun. Gesammelt wird der Wurzelstock im Frühjahr oder Herbst. Die grünen Teile können auch als Gemüse verarbeitet werden.
Die Wurzeln der Bibernellenarten (große und kleine) enthalten schleimlösende Heilstoffe (Saponin und ätherische Öle).

Birke

Betula alba L.
Birkengewächse, *Betulaceae*, auch: Maibaum
Die Birke stellt an Klima und Boden sehr geringe Anforderungen. Sie ist in Laub- und Nadelwäldern, an Straßenrändern und Abhängen zu finden. Dieser bis zu 20 m hohe Baum hat eine weiße Rinde und überhängende Zweige. Die Blätter sind lang gestielt, lichtgrün und herzförmig bis dreieckig. Die Ränder sind tief gesägt. Die männlichen Blütenkätzchen sind länglich und hellbraun, die weiblichen klein, grün und walzenförmig. Die jungen Blätter fühlen sich klebrig an und riechen schwach aromatisch. Blütezeit ist von April bis Mai.
Birkenblätter und Birkensaft aus der angeritzten Rinde des in ganz Mittel- und Nordeuropa vorkommenden Baums sind seit alters her in Gebrauch gegen Nieren- und Blasenleiden, gegen Wassersucht, bei Haarausfall und Hauterkrankungen. Gesammelt wird im Frühjahr, da die jungen Blätter bevorzugt

werden. Der Saft wird ebenfalls im Frühjahr aus dem Stamm abgezapft.

Bitterwurz

s. Enzian, Gelber

Blaubeere

s. Heidelbeere

Blutwurz

Potentilla erecta L.
Rosengewächse, *Rosaceae,* auch: Tormentill
Diese Pflanze findet sich in Europa und Asien und ist stark verbreitet. Man begegnet ihr auf nassen und trockenen Wiesen und in lichten Wäldern. Blutwurz ist ein bis zu 30 cm hohes Kraut mit anfangs flachliegenden und später aufrecht stehenden Zweigen. Die Grundblätter sind gestielt und 3-zählig, die oberen Blätter sitzen am Stängel. Die kleinen, 4-blättrigen Blüten haben einen grünen Kelch mit vier goldgelben Kronblättern. Die Blüten stehen an den Stängelenden. Der Wurzelstock ist knollig, geruchlos, schmeckt bitter. Die Wurzeln werden von März bis April und von September bis Oktober gesammelt. Sie laufen beim Anschneiden rot an, daher hat die Pflanze ihren Namen. Dieser Farbstoff ist das Tormentillrot.

Durch ihren besonders hohen Gerbstoffgehalt (ca. 20 %) hat die aus den Wurzeln des Tormentills gewonnene Droge hervorragende entzündungshemmende Wirkung auf Schleimhäute des Mund- und Rachenraums sowie des Magen-Darm-Trakts.

Bocksbart, Wiesen-

Tragopogon pratensis L.
Korbblütengewächse, *Astereceae*
Bocksbart ist in Mitteleuropa verbreitet und dort besonders auf nährstoffreichen Wiesen und an Wegrändern zu finden. Er hat kahle, bläulich grüne, ganzrandige Blätter, die am Grunde fast stängelumfassend ansitzen. Die Blüten sind einzelne goldgelbe Körbchen, die 4–6 cm Durchmesser erreichen können. Es gibt von der Art in Mitteleuropa mehrere Sippen, die sich z. B. im Schließen der Körbchen unterscheiden: Manche Sippen schließen schon vor dem Mittag, andere erst Stunden danach. In früheren Zeiten nutzte man die Blätter als Wildgemüse.
Wurzel und Blüte dieser Heilpflanze enthalten Salicylsäureverbindungen, die übrigens auch in Aspirin enthalten sind (Acetylsalicylsäure).

Bockshornklee

Trigonella foeum graecum L.
Schmetterlingsblütengewächse, *Fabaceae,* auch: Hornklee, Tab. 27, Nr. 42
Die Herkunft des Bockshornklees ist unsicher. Er wächst wild auf Wiesen und Getreidefeldern und wird auch angebaut. Dieses kleeartige Kraut wird 30–50 cm hoch, hat verzweigte Stängel und hellgrüne Blätter. Sie sind gestielt, mit drei verkehrt eiförmigen Blättern. Die hellgelben Blüten sind fast ungestielt und stehen einzeln oder zu zweien in den Blattachseln. Die Frucht ist eine sichelförmige Hülse, die die Samen enthält. Die Keimlinge besonders der jungen Pflanzen können als Gemüse verwendet werden. Als appetitanregendes und kräftigendes Heilmittel war Bockshornklee bei uns schon vor langer Zeit bekannt, seine Wirkung aber ist umstritten. Es werden ihm auch entzündungshemmende Wirkungen nachgesagt.

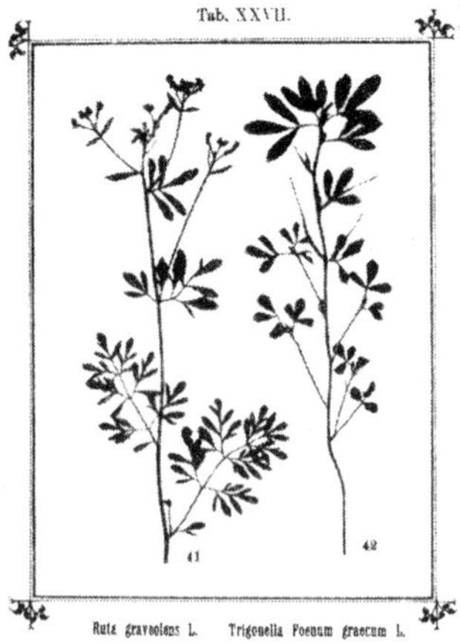

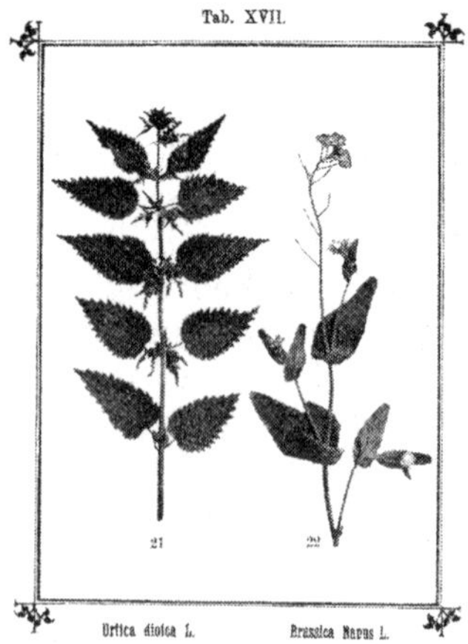

Bohnenkraut

Satureja hortensis L.
Lippenblütengewächse, *Lamiaceae*, auch: Pfefferkraut
Bereits im klassischen Altertum wurde diese Pflanze kultiviert, die aus dem östlichen Mittelmeerraum stammt. Verwildert ist Bohnenkraut an felsigen Hängen und Geröllhalden zu finden. Die sehr wärmebedürftige Pflanze benötigt nährstoffreichen und lockeren Boden. Sie wird oft in Hausgärten gezogen. Das einjährige, stark verästelte Kraut wird bis zu 30 cm hoch. Die Sprossen sind mit kurzen Gliedhaaren und vielen violetten Drüsenschuppen besetzt. Die Äste sind buschig mit schmalen, ganzrandigen Blättern von grauer Farbe. Die weißen bis rosafarbenen Blüten sind sehr klein und haben einen 10-nervigen Kelch.
Blütezeit ist von Juni bis September.
Das in unseren Gärten wachsende Bohnenkraut ist hauptsächlich als Küchenkraut bekannt. Es enthält u. a. ätherische Öle und Gerbstoffe, die es für eine Verwendung als Magen- und

Darmmittel besonders geeignet machen. Bohnenkraut wird von Juli bis September geerntet.

Brennnessel

Urtica dioica L.

Nesselgewächse, *Urticaceae*, auch: Große Nessel, Tab. 17, Nr. 21

Diese Allerweltspflanze findet sich an Zäunen, Hecken und in Auen. Die Brennnessel ist eine ausdauernde Pflanze, die bis 150 cm hoch werden kann. Der vierkantige Stängel ist ebenso wie die Blätter mit langen Brennhaaren besetzt. Die Blüten sind unscheinbar grün. Gesammelt wird die Pflanze von April bis Juli. Der histaminähnliche Stoff der Brennhaare verursacht die bekannten Hautreizungen.

Früher schrieb man der wohlbekannten Brennnessel allerlei magische Wirkungen zu. So sollte sie z. B. böse Mächte und Hexen von demjenigen fernhalten, der sie bei sich trug. Ihre sehr geschätzte Heilwirkung entfaltet die Brennnessel aufgrund ihrer Inhaltsstoffe Ameisensäure, Histamin, Chlorophyll und Vitamin C. Auch aufgrund ihres hohen Eisen- und Kieselsäuregehalts ist sie eines der bedeutendsten „Un"-Kräuter. Sie hilft als Brennnesselessig, Brennnesselkur, Brennnesselsamen, Brennnesselsuppe und als Brennnesseltee. Man kann sie außerdem äußerlich zum Brennnesselschlagen anwenden. Ihre Wirkung reicht von der Förderung der Harn- und Harnsäureausscheidung über die Stoffwechselanregung bei Rheuma und Gicht bis zur Bekämpfung von Schuppen und Haarausfall.

Lassen Sie sich nicht durch Vorurteile vom Gebrauch dieser Pflanze als Gemüse oder Salat abschrecken, richtig zubereitet ist sie köstlich, als Heilmittel ist sie kostbar. Übrigens hilft gegen den Juckreiz und den Schmerz nach Hautkontakt mit dieser Pflanze der Saft und das Auflegen von frischen Spitzwegerichblättern.

Bruchkraut, Kahles

Herniaria glabra L.
Nelkengewächse, *Caryophyllaceae*, auch: Glattes Tausendkorn
Dieses seltene, 5–15 cm hoch wachsende Kraut wächst auf Äckern, Wegen, Bahndämmen und Schutthalden. Es ist Stickstoff liebend, Kalk meidend und zeigt sandigen Boden an. Der Stängel ist niederliegend oder aufsteigend. Die Blätter sind klein, kahl, gegenständig und elliptisch oder ei-länglich und am Grunde verschmälert. Die grünen Blüten sitzen in Knäueln in den Blattachseln und werden nur etwa 1 mm lang.

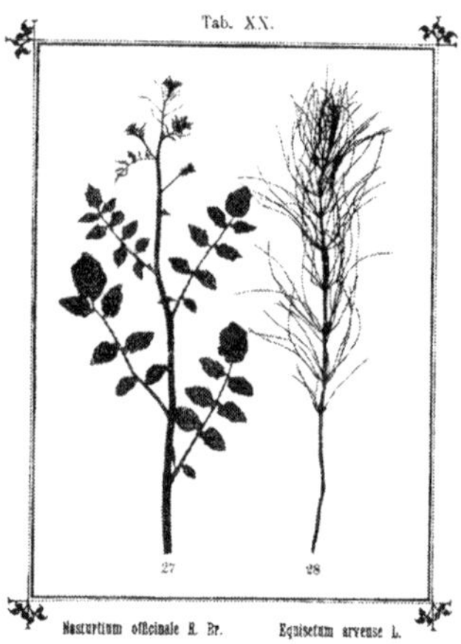

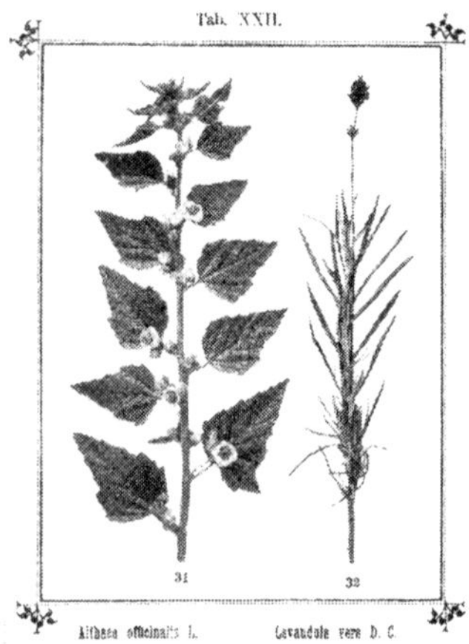

Brunnenkresse

Nasturtium officinale L.
Kreuzblütengewächse, *Brassicaceae*, auch: Wasserkresse, Tab. 20, Nr. 27
Brunnenkresse ist fast weltweit verbreitet und zu finden an Quellen, Bächen und Teichen. Diese ausdauernde Pflanze be-

steht aus mehreren 20–25 cm langen, eckigen und hohlen Stängeln, die im Wasser liegen. Am unteren Ende hängen die Wurzeln. Die Stängel sind locker beblättert mit 5–9-zähligen, unpaarig gefiederten Blättern. Die weißen Blüten mit gelben Staubbeuteln stehen in traubigen Blütenständen. Blütezeit ist von Mai bis September. Geerntet werden die Blätter im Frühjahr und im Sommer. An der auffallend grünen Farbe kann man die Pflanze von der sehr ähnlichen Bitterkresse unterscheiden. Neben den ätherischen Ölen und Bitterstoffen enthält Brunnenkresse einen hohen Anteil an Vitamin C. Der frisch gepresste Saft kann Magenreizungen hervorrufen.

Dost

Origanum vulgare L.
Lippenblütengewächse, *Lamiaceae,* auch: Wilder Majoran
Dost wächst überall an trockenen Hängen, auf mageren Wiesen, an Waldrändern und auf Feldrainen. Die Staude hat einen verzweigten, vierkantigen, leicht behaarten Stängel und wird ca. 50 cm hoch. Die dunkelgrünen gestielten Blätter sind eiförmig, bis zu 4 cm lang und glattrandig. An der Unterseite sind sie drüsig punktiert. Die Blüten mit hellpurpurner Krone sind in doldigen bis rispenähnlichen Blütenständen vereint. Blütezeit ist von Juli bis Oktober. Das viel benutzte Küchenkraut hat auch als Heilpflanze seit langer Zeit Verwendung gefunden. Die dem Gartenmajoran verwandte Pflanze findet in der Heilkunde ihre Verwendung, hauptsächlich als desinfizierendes und krampflösendes sowie als stärkendes Mittel. Verwendet werden das blühende Kraut und die von den Stängeln befreiten Blätter und Blütenteile.

Efeu

Hedera helix L.
Araliengewächse, *Araliaceae*, auch: Eppich
Efeu ist weit verbreitet in lichten Wäldern, an Waldrändern, Mauern und Zäunen und an schattigen Stellen. Diese immergrüne Schlingpflanze kann sich an Bäumen und Gemäuer mit kleinen Haftwurzeln festklammern. Die dunkelgrünen lederartigen Blätter sind 5-lappig, glattrandig und zugespitzt. Die grünlich gelben Blüten sind klein und unscheinbar und stehen in kleinen Dolden. Die kleine schwarze Beerenfrucht reift im Spätherbst oder Winter und ist giftig. Die Blätter sind als Heil bringende Pflanzenteile wirkungsvoller, wenn man sie nicht trocknet, sondern das ganze Jahr über, je nach Bedarf, frisch pflückt.

Eibisch

Althea officinalis L.
Malvengewächse, *Malvaceae*, auch: Heilwurz, Tab. 22, Nr. 31
Eibisch ist bevorzugt zu finden auf Viehweiden, Jaucheplätzen und nassen Wiesen, aber auch an Hecken und Gräben. Kultiviert wird Eibisch auch in Hausgärten. Die bis zu 150 cm hohe Staude hat eiförmige und ungleich gekerbte, 3–5-lappige Blätter. Die Blüten sitzen am oberen Stängel in den Blattachseln, der grüne Kelch ist filzig. Die 5 Blumenblätter sind rötlich weiß. Blütezeit ist von Juli bis September. Mit seinen großen Blüten ist der Eibisch eine der schönsten Arten im Kräutergarten und eine wichtige Bienenweide.
Alle Teile des Eibischs, insbesondere aber die Wurzeln, enthalten einen sehr hohen Anteil an Schleimstoffen.

Eiche

Quercus pedunculata L. und *Q. robur L.*
Buchengewächse, *Fagaceae*, auch: Stieleiche und Sommereiche, Tab. 2, Nr. 2

Die Eiche wächst mit Vorliebe in Laub- und Kieferwäldern, an Waldrändern und auf Wiesen. Der Baum wird bis zu 40 m hoch und ist sehr langlebig. Die Borke ist dick, rissig und graubraun. Die Blätter sind gestielt und verkehrt eiförmig. Die Oberseite ist glänzend dunkelgrün und die Unterseite mit feinen Haaren bedeckt. Die Eichelfrüchte sitzen zu mehreren in den Blattachseln.

Die seit ältester Zeit gerühmte Heilwirkung der Eiche beruht auf dem besonders hohen Gerbstoffgehalt (Tannin) der Rinde besonders junger Eichen. Neben der Eichenrinde findet man Eichenrindenpulver und Eichenrindenpuder im Handel, die bei sachgemäßer Anwendung die gleichen Wirkungen haben. Geerntet wird im Frühjahr die Rinde von jungen Bäumen, die nicht älter als 20 Jahre sind.

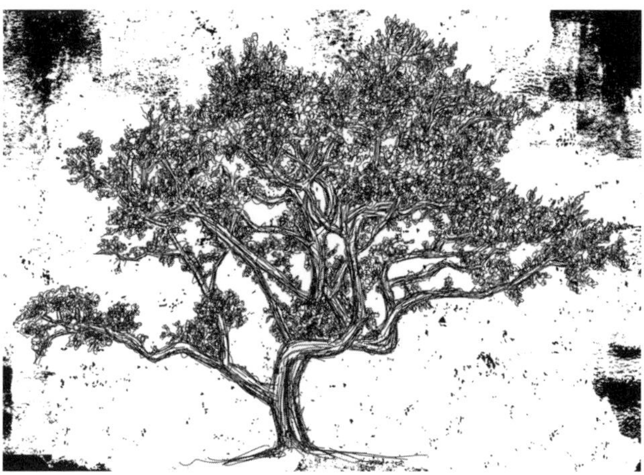

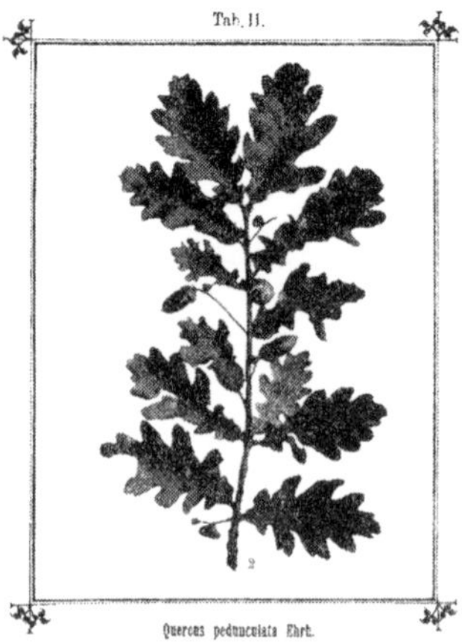

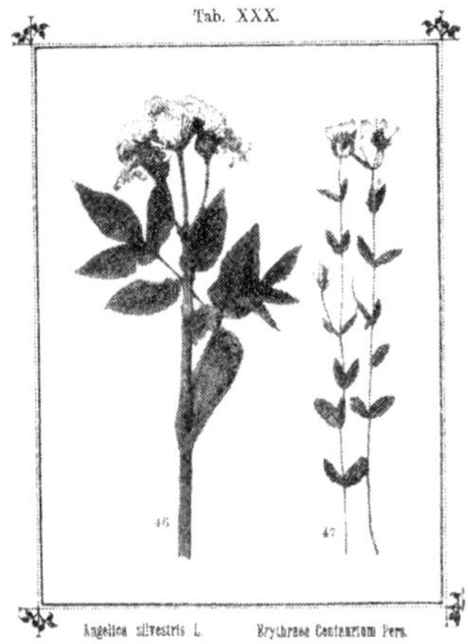

Eisenkraut

Verbena officinalis L.
Eisenkrautgewächse, *Verbenaceae*, auch: Verbene
Das Eisenkraut ist in Mittelgebirgsgegenden, v. a. in der Nähe von dörflichen Siedlungen zu finden. Dort besiedelt es stickstoffreichen Boden, v. a. an Feldwegen oder über alten Dunglagerstätten. Das Eisenkraut wird ca. 50 cm hoch und hat einen rauen, kantigen Stängel. Die Blätter sind länglich und gesägt, die kleinen Blüten ährenförmig. Die Blütenfarbe ist weißlich bis blauviolett. Blühperiode ist meist von Juli bis in den Oktober. In seinem sparrigen Wuchs prägt sich das Eisenkraut dem Beobachter wohl besser ein als mit den unscheinbaren Blüten.
Eisenkraut enthält Gerbstoffe und Bitterstoffe, außerdem ätherische Öle. Es wirkt magenstärkend, kräftigend, blutreinigend, hilft gegen schlechten Atem und hat sich darüber hinaus insbesondere bei Keuchhusten, Hustenreiz und Halsverschleimung bewährt.

Engelsüß

Polypodium vulgare L.
Tüpfelfarngewächse, *Polypodiaceae,* auch: Gemeiner Tüpfelfarn
Diese Farnart bevorzugt steinige, gut durchlüftete, kalkarme Böden und liebt absonnige, leicht schattige Plätze. Die wintergrünen, 10–40 cm langen Farnwedel sind in der Blattspreite einfach fiederschnittig. Sie stehen einfach am kriechenden Wurzelstock. Auf ihrer Unterseite tragen sie im Sommer und Herbst sogenannte Tüpfel. Die runden, braunroten bis braunen Häufchen aus Sporenbehältern haben einen Durchmesser von 1–3 mm.
Der Wurzelstock enthält den Zuckeraustauschstoff Mannit. Engelsüß nicht kochen, sonst werden wichtige Wirkstoffe zerstört!

Engelwurz

Angelica archangelica L.
Doldengewächse, *Apiaceae*, auch: Angelika, Tab. 30, Nr. 46
Engelwurz kommt im nördlichen Europa und in Asien vor und wächst wild in den Küstengebieten. Im Binnenland wird die Pflanze nur vereinzelt an feuchten Seeufern und Flussläufen angetroffen.
Engelwurz kann bis zu 3 m hoch werden. Der Stängel ist am Grunde armdick, fein gerillt, kahl und oft rotbraun. Im oberen Drittel verästelt. Die Blätter sind 2–3-fach fiederteilig, werden 60–90 cm lang mit einer großen Blattscheide. Die Blüten sind in großen, halbkugeligen Doppeldolden angeordnet, mit schmalen Hüllenblättchen, die so lang wie die Dolde sind. Die Dolden haben einen Durchmesser von 8–15 cm und sind 20–40-strahlig. Blütezeit ist von Juni bis Juli. Die Bestandteile Cumarin, Bitterstoffe und ätherische Öle machen Engelwurz zu einer wertvollen Zugabe bei Kräuterlikören. Gesammelt werden die Blätter während der Blütezeit und die Wurzeln im Spätherbst.

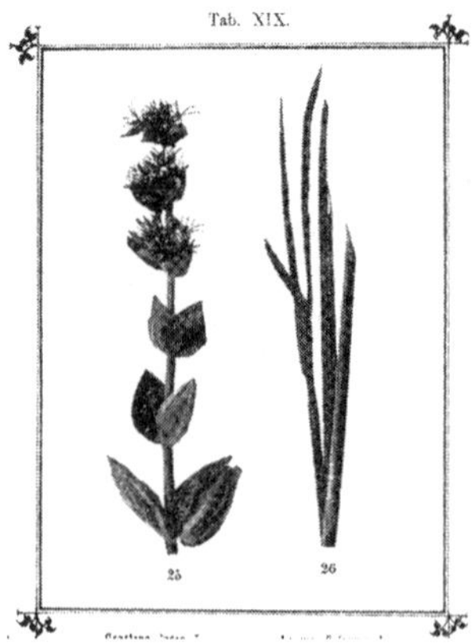

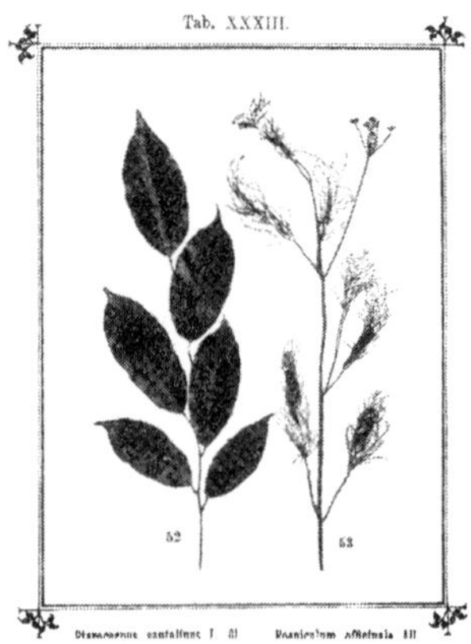

Enzian, Gelber

Gentiana lutea L.
Enziangewächse, *Gentianaceae*, auch: Bitterwurz, Tab. 19, Nr. 25
Gelber Enzian kommt in den West- und Südalpen v. a. auf Weiden, ungedüngten Mähwiesen und Schutthalden vor und bevorzugt Kalkboden. Durch hemmungsloses Ausgraben wurde die Pflanze fast ausgerottet und steht heute unter Naturschutz. Da sie sehr leicht zu kultivieren ist, wird sie in großem Umfang plantagenmäßig angebaut. Der Gelbe Enzian ist eine ausdauernde, stattliche Pflanze, die 50–140 cm hoch wird und eine Pfahlwurzel bis Armdicke haben kann. Der aufrechte Stängel ist oberseits hohl. Die bläulich grünen, elliptischen Laubblätter sind stark bogig-nervig gerippt. Die goldgelben Blüten bilden 3–10-blütige Trugdolden in den Achseln von schalenförmigen Tragblättern. Blütezeit ist von Juli bis August.
Die bis zu 1 m lange Wurzel des Gelben Enzians ist Bestandteil des bekannten Enzianschnapses. Achtung: Enzianwurzel

sollte man dem Naturschutz zuliebe nur im Fachhandel (Apotheke) kaufen. Außerdem kommt es immer wieder zu Verwechslungen mit dem überaus giftigen Germer (Nieswurz, *Verratrum album*).

Estragon

Artemisia dracunculus L.
Korbblütengewächse, *Asteraceae*
Diese weitverbreitet angebaute, mehrjährige Pflanze wird bis zu 120 cm hoch. Sie hat ungeteilte, linealische Blätter, die nicht behaart sind.
Die Nutzung der *Artemisia*-Arten beruht im Wesentlichen auf dem Gehalt an ätherischem Öl und Gerb- und Bitterstoffen in unterschiedlichen Zusammensetzungen. Estragon ist hauptsächlich bekannt als Küchenkraut, er wird verwendet zu Soßen, zu Fleisch und verschiedenen Gemüsen. Beliebt ist auch Estragonessig (Kräuteressig).

Faulbaum

Rhamnus frangula L.
Kreuzdorngewächse, *Rhamnaceae,* auch: Kreuzdorn
Der Faulbaum ist in ganz Europa verbreitet und in Erdenbrüchen, an feuchten Plätzen in Wäldern, an Bachufern und auch häufig in steinigen Gebieten. Dieser bis zu 3 m hohe Strauch hat sparrig abstehende, in einem Dorn auslaufende Äste. Die gegenständig angeordneten Blätter sind eiförmig-elliptisch. Die kleinen Blüten sind gelb bis grünlich und stehen in Trugdolden in den Blattachseln. Es bilden sich schwarze, erbsengroße Beeren aus. Blütezeit ist von Mai bis Juni. Die Rinde ist weißlich punktiert und mit Streifen durchzogen. An diesen Merkmalen ist der Faulbaum gut zu erkennen. Vorsicht! Die Beeren sind giftig!

In der über längere Zeit abgelagerten Rinde des Strauchs sind Wirkstoffe enthalten, die sie zu einem milden und geeigneten Abführmittel machen. Faulbaumrinde wirkt im Dickdarm. Man muss also schon 6–8 Stunden warten, bis die Wirkung eintritt.

Fenchel

Foeniculum vulgare L.
Doldengewächse, *Apiaceae,* auch: Frauenfenchel, Tab. 33, Nr. 53
Die Heimat des Fenchels ist Südeuropa sowie West-, Mittel- und Kleinasien. Wild wächst er nur vereinzelt in felsigem Gelände mit kalkhaltigem Boden. Fenchel wird in Gärten angebaut. Die 2-jährige Pflanze mit einem aufrechten, runden und ästigen Stängel kann bis zu 2 m hoch werden. Der fein gerillte Stängel ist innen markig. Die Blätter sind mehrfach gefiedert. Die gelben Blüten stehen in 10–20-strahligen Dolden. Die Frucht ist etwa 6 mm lang, von gelblich grauer Farbe mit 5 braunen Rippen. Blütezeit ist Juli bis August.
Wegen seines stark duftenden ätherischen Öls wird Fenchel sowohl als Gewürz als auch als Heilmittel verwendet. Die Früchte werden nach der Reife von September bis Oktober gesammelt.

Flachs

s. Lein

Flieder

s. Holunder

Frauenmantel, Gemeiner

Alchemilla vulgaris L.
Rosengewächse, *Rosaceae*, auch: Taubecher
Dieses ausdauernde, bis zu 30 cm hohe Kraut ist weit verbreitet und in Wäldern, an Waldrändern und auf feuchten Wiesen zu finden. Die unteren Blätter sind derb, meist etwas gefaltet und gelappt und haben 7–11 gezähnte Abschnitte. Die kleinen, grünlichen Blüten stehen in Trugdolden. Blütezeit ist von Mai bis September. Seine ganze Schönheit entfaltet der Frauenmantel in luftfeuchten Nächten oder bei Taubildung. An den Blattzähnen scheidet die Pflanze dann eine Flüssigkeit aus, die dort in kleinen Tröpfchen hängen bleibt. Im ersten Sonnenlicht gleichen die Tropfen Edelsteinen oder Flitter.
Die vielseitige und hoch geschätzte Heilpflanze enthält im Wesentlichen geringe Mengen an Gerbstoff und ätherisches Öl. Außerdem ist sie reich an sogenannten Phytohormonen. Dies sind pflanzliche Wirkstoffe, die unter anderem progestoronähnliche Wirkungen haben und somit in der Frauenheilkunde häufig eingesetzt werden.

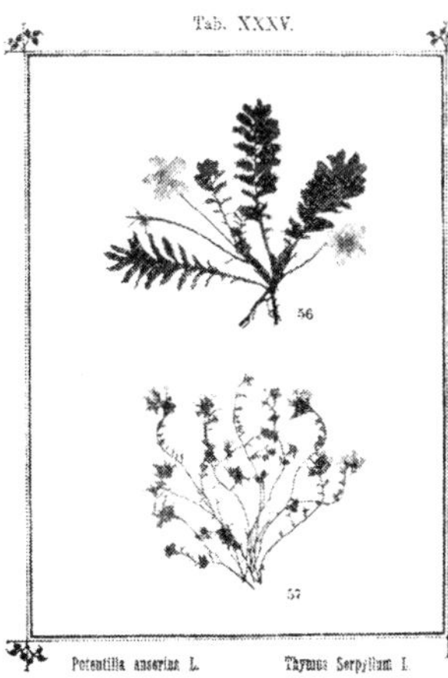

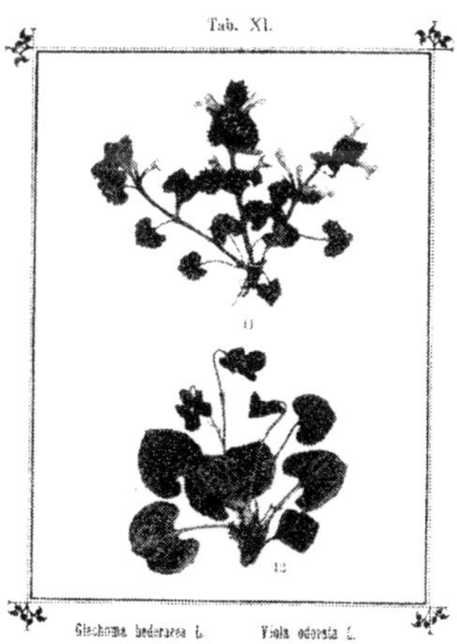

Gänsefingerkraut

Potentilla anserina L.
Rosengewächse, *Rosaceae,* auch: Silberkraut, Tab. 35, Nr. 56
Ausgenommen im Mittelmeerraum ist diese Pflanze in ganz Europa verbreitet. Sie ist v. a. an Wegrändern, Fluss- und Seeufern und Miststätten zu finden.
Die mehrjährige Staude hat einen lang kriechenden Stängel, der aus einer dicken Erdknolle entspringt. Die Blätter sind unterbrochen gefiedert und schimmern silbrig, die einzelnen lang gestielten Blüten sind goldgelb. Blütezeit ist von Mai bis August. Ähnlich wie die verwandte Blutwurz enthält Gänsefingerkraut ebenfalls Gerbstoff (in geringeren Mengen), hier kommt jedoch nicht die Wurzel, sondern nur das blühende Kraut zur Anwendung.

Gundelrebe

Glechoma hederacea L.
Lippenblütler, *Lamiaceae,* auch: Gundermann, Erdefeu, Tab. 11, Nr. 11
Gundelrebe ist in ganz Europa verbreitet, v. a. in Wiesen und Auen, aber auch in Gärten, häufig im Rasen. Dieses ausdauernde, würzig riechende Kraut hat einen kriechenden Stängel, der auch im Winter belaubt ist. Die Blätter sind nierenförmig und grob gekerbt. An der Oberseite glänzen sie dunkelgrün. Die kleinen, blauen Blüten sind in blattachselständigen Quirlen angeordnet. Blütezeit ist von März bis April.
Gesammelt wird die ganze Pflanze, die auch als Salat zubereitet werden kann.

Hafer

Avena sativa L.
Gräser, *Gramineae*, auch: Haber, Tab. 25, Nr. 37
Hafer ist eine Kulturpflanze und wird in der Landwirtschaft überall angebaut. Haferpflanzen werden 60–100 cm hoch. Der Stängel ist am Grunde verzweigt, aufrecht und kahl. Die Rispen sind 15–30 cm lang und tragen meist 2-blütige Ähren. Die Deckspelze der Blüten ist unbegrannt.
Nach der Fruchtreife hängen die Ährchen herab. Blütezeit ist von Juni bis August.
Geerntet werden die Haferkörner.

Hagebutte

Rosa canina L.
Rosengewächse, *Rosaceae*, auch: Heckenrose, Tab. 1, Nr. 1
Die in Europa verbreitete Hagebutte wächst auf feuchten Wiesen und an Wald- und Wegrändern. Der bis zu 3 m hohe Strauch hat dornige und überhängende Zweige. Die Blätter sind unpaarig gefiedert, die Stiele sind ebenfalls mit Dornen besetzt. Aus den weißen bis rosaroten Blüten entwickeln sich die uns bekannten leuchtend roten Hagebutten, die sogenannten Scheinfrüchte der Rosen: Diese krug- oder becherförmig ausgebildeten Blütenachsen mit fleischigen Wänden schließen zahlreiche kleine Nussfrüchte ein. Blütezeit ist von Juni bis Juli. Die Früchte werden im Oktober gesammelt. Die Früchte der Heckenrose und die daraus gefertigte Hagebuttenmarmelade haben einen sehr hohen Vitamin-C-Gehalt und leisten bei regelmäßigem Genuss einen Beitrag zur Immunabwehr.

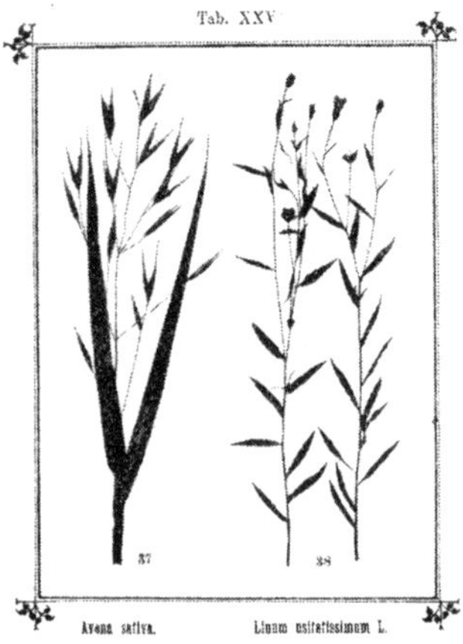

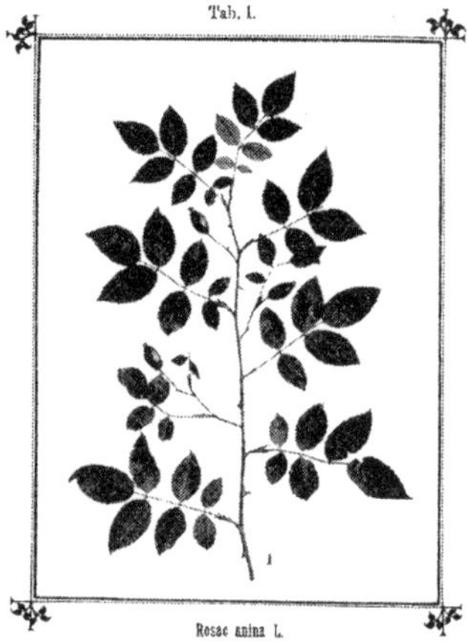

Heidelbeere

Vaccinium myrtillus L.
Heidekrautgewächse, *Ericaecae,* auch: Blaubeere, Tab. 32, Nr. 50
Im Unterwuchs von Nadelwäldern kommt die Heidelbeere in ganz Mittel- und Nordeuropa vor. Sie meidet kalkreiche Böden. Die Pflanze bildet in Wäldern sogenannte Herden. Der stark verzweigte Halbstrauch wird 20–50 cm hoch und hat buschig aufstrebende, kantige Zweige. Die eiförmig zugespitzten Laubblätter sind sommergrün. Die kugeligen Blüten der Heidelbeere hängen an kurzen Stielen und sind grünlich, dabei blassrosa überlaufend.
Die Fruchtreife der blauschwarzen Früchte ist von Juli bis September. Die Blätter werden vor der Fruchtreife gesammelt. Sie enthalten die Substanz Glukokinin, das den Blutzucker herabsetzt. Beim Gebrauch der Heidelbeere als Heilpflanze ist wegen der unterschiedlichen Wirkungen zu differenzieren zwischen getrockneten und frischen Heidelbeeren.

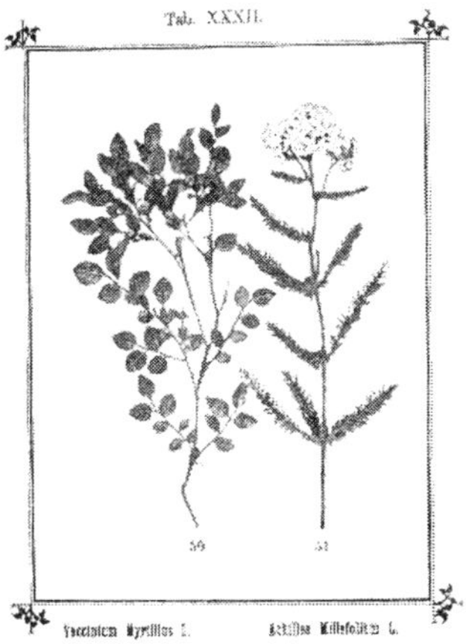

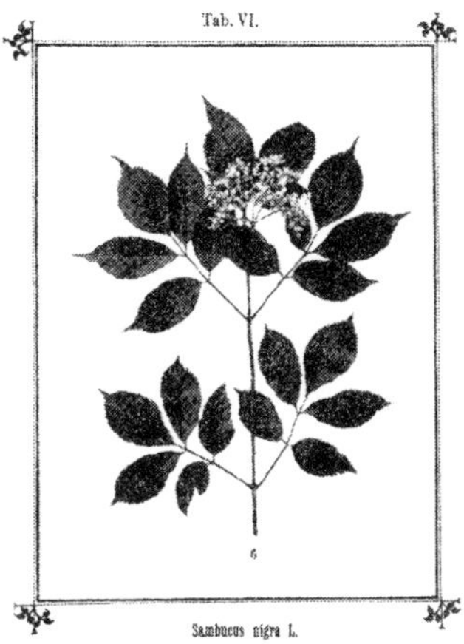

Heublumen

Mit dem Namen „Heublume“ meint man nicht die Blüten einer bestimmten Pflanzenart, sondern die auf dem Heuboden durch das trockene Heu hindurchgefallenen Bestandteile vieler verschiedener Pflanzen. Da finden sich kleine Gräser, Samen, Blüten und Blättchen, eine ideale Zusammenstellung aus Löwenzahn, Hirtentäschel, Schafgarbe und vieler anderer Kräuter mehr. Insbesondere bestimmte Gräser enthalten den Wirkstoff Cumarin, der den im Folgenden aufgeführten Anwendungen zugute kommt. Man kauft sie in Kräuterhäusern oder in Apotheken oder man kehrt sie einfach auf dem Heuboden eines befreundeten Bauern zusammen. Man kann sie für Kräuterbäder oder für Kräuterkissen gut gebrauchen.

Hirtentäschel

Capsella bursa-pastoris (L.)
Kreuzblütengewächse, *Brassicaeae*, auch: Hungerkraut, Tab. 12, Nr. 14
Hirtentäschel kommt universal in ganz Europa vor und ist an Mauern und Wegen zu finden. Die aufrechte Pflanze wird 2–40 cm hoch. Die grundständigen Blätter sind rosettig und fiederteilig, die Stängelblätter ungeteilt. Die kleinen weißen Blüten sind traubenförmig angeordnet. Die Frucht bildet ein herzförmiges Schötchen. Blütezeit ist von März bis Oktober.
Hirtentäschel enthält Stoffe, die eine blutstillende und gefäßverengende Wirkung haben. Es findet somit v. a. Verwendung bei Frauenkrankheiten und bei allen inneren Blutungen. Gesammelt wird das ganze blühende Kraut. Die Wirkstoffe sind vermutlich auf einen schmarotzenden Pilz (*Albugo candida*) zurückzuführen.

Holunder, Schwarzer

Sambucus nigra L.
Geißblattgewächse, *Caprifoliaceae*, auch: Flieder, Tab. 6, Nr. 6
Holunder kommt in Auwäldern, an Wegrändern und Hecken vor. Er ist auch fast immer in Bauerngärten zu finden. Holunder ist als Strauch oder als bis zu 7 m hoher Baum zu finden. Die jungen Zweige haben ein weiches, weißes Mark. Die Blätter sind unpaarig gefiedert, mit 2–3 Paaren länglich zugespitzter Blättchen. Die charakteristischen Blüten bilden eine schirmförmige Trugdolde mit kleinen, gelblich weißen Blüten, die stark duften. Die kleinen, kugeligen glänzenden Früchte sind schwarzviolett. Der blutrote Saft der Früchte ist stark färbend. Blütezeit ist von Mai bis Juni, Fruchtreife von September bis Oktober.
Vom Holunder können alle Teile, Wurzeln, Rinde, Blätter, Blüten und Beeren verwendet werden. Die reifen Holunderbee-

ren ergeben einen köstlichen Saft, wohlschmeckende Marmeladen und Gelees; Holunderbeeren sind bestens geeignet zum Ansetzen von Branntwein. Der Holunderbusch sollte wegen seiner Schönheit und Ergiebigkeit in keinem Garten fehlen. Achtung: Die reifen Beeren dürfen niemals roh gegessen werden, da sie leicht giftig sind und somit Brechreiz und Verdauungsstörungen verursachen können.

Hopfen

Humulus lupulus L.
Hanfgewächse, *Cannabaceae*
Hopfen wächst an Hecken und Waldrändern, in feuchten Gebüschen und an Flussufern. Zur Biergewinnung wird Hopfen kultiviert. Die Klimmhaare am vierkantigen Stängel ermöglichen das (rechtswindige) Klettern dieses 3–6 m hohen Schlingengewächses. Die gegenständigen Blätter sind lang gestielt, rauhaarig und grob gesägt. Die Pflanze ist 2-häusig: Die männlichen Blüten stehen in Rispen, die weiblichen Blüten in Scheinähren. Aus den zapfenartigen Blütenständen entwickeln sich die grünlich gelben Hopfendolden. Zur Reifezeit neigen sich diese nach unten. Geerntet wird im September.
Die im Hopfen enthaltenen Bitterstoffe (u.a. Lupulen und Humulen) sind wesentliche Geschmacksbestandteile aller Biersorten. Sie geben dem Bier seinen bitteren Geschmack.

Hornklee

s. Bockshornklee

Huflattich

Tussilago farfara L.
Korbblütengewächse, *Asteraceae*, auch: Hustenkraut, Tab. 16, Nr. 19, 20
Huflattich kommt überall in Europa vor. Er hat eine wichtige Funktion als Bodenbefestiger auf rutschenden Hängen, an Eisenbahndämmen, feuchten, lehmigen Böschungen und an Bächen und Straßen. Diese ausdauernde Pflanze treibt aus einer unterirdischen Grundachse bis zu 180 cm lange Ausläufer. Zunächst, im Vorfrühling, bilden sich die 10–15 cm hohen spinnweb-wolligen Blütenschäfte, die einköpfige, bis 12 mm breite Blütenköpfchen von leuchtend goldgelber Farbe tragen. Der Fruchtstand wächst 30 cm hoch aus. Erst nach der Blüte erscheinen die bodenständigen, hufeisenförmigen Blätter (daher der Name!). Anfangs auf beiden Seiten mit einem weißlichen Filzbelag bedeckt, verkahlt die Oberseite bald.
Beim Huflattich sind sowohl die Blüten als auch die Blätter zu medizinischen Zwecken verwendbar. Zusätzlich zu den in den Blüten enthaltenen Schleimstoffen und Falvonoidverbindungen enthalten die Blätter auch Gerbstoff. Junge Huflattichblätter sind bestens für einen Frühjahrssalat geeignet.

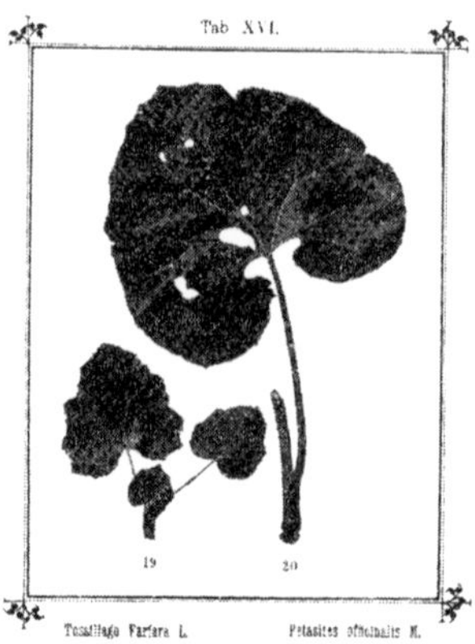

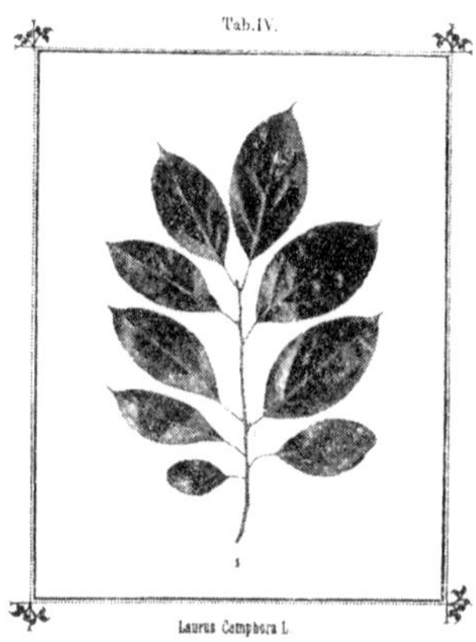

Isländisches Moos

Cetraria islandica L.
Fam. der Laubflechten, *Parmeliaceae,* auch: Lungenmoos
Isländisches Moos findet sich v. a. im Gebirge auf windexponierten Kämmen, aber auch in lichten Bergwäldern und auf Mooren und Heiden. Die 3–10 cm hohe, manchmal sehr verzweigte Laubflechte hat eine olivgrüne, grauweiße bis rötliche Färbung. Sie sitzt mit kurzen fadenförmigen Haftorganen lose am Erdboden auf.
Isländisches Moos enthält einen sehr hohen Anteil an Schleimstoffen und außerdem Bitterstoffe, die appetitanregend wirken. Gesammelt wird die Flechte von Mai bis September.

Johannisbeere, Schwarze

Ribes nigrum L.
Steinbrechgewächse, *Saxifragaceae,* auch: Bocksbeere
Die Schwarze Johannisbeere wächst nur vereinzelt wild in feuchten Gebüschen und Erlenbrüchen oder an Ufern und Sumpfrändern. Sie wird hauptsächlich in Gärten kultiviert und bis zu 2 m hoch. Die Blätter sind groß, 3–5-lappig mit gesägtem Rand und an der Unterseite leicht behaart. Die grünlichen Blüten hängen in dichten Trauben. Blütezeit ist von April bis Mai. Besonderheit: Nicht nur die Beeren, sondern auch die Blätter werden hier gesammelt.

Johannisblume

s. Arnika

Johanniskraut

Hypericum perforatum L.
Johanniskrautgewächse, *Hyperiaceae,* auch: Sonnwendkraut, Tab. 24, Nr. 36
Johanniskraut ist in ganz Europa verbreitet, mit Ausnahme des hohen Nordens. Es bevorzugt eher trockene Böden in lichten Wäldern und Gebüschen, ist aber ebenso an Felsen und Wegrändern zu finden. Die Pflanze bildet eine spindelförmige Wurzel aus. Der aufrechte Stängel, im oberen Teil ästig und 2-scheidig, wird 20–100 cm hoch. Die Blätter haben am Rand schwarze Drüsen. Sie sind elliptisch-eiförmig und durchscheinend punktiert. Johanniskraut hat große, gelbe Blüten, die ebensträußige Trugdolden bilden. Reibt man die Blüten zwischen den Fingern, tritt ein blutroter Farbstoff aus, der aus den dunklen Drüsen der Blumenkronblätter stammt. Blütezeit ist von Juni bis Juli. Johanniskraut ist eines unserer bekanntesten Heilkräuter. Es blüht mit 5-strahligen, sternförmigen, unzähligen gelborangeroten Blüten und wird etwa 50 cm bis 1m hoch. Schon seit Urzeiten ist Johanniskraut als heilkräftige Pflanze bekannt. Sie galt, wie einige ihrer Namen noch erahnen lassen, als Zaubermittel gegen Teufel, gegen Gespenster und Hexen, wenn sie nur in der Johannisnacht gepflückt wurde. Wer daran glaubte, konnte mit dieser Pflanze den Liebsten herbeizaubern, Blitzschlag abwenden und alle Krankheiten heilen. Heute weiß man, dass Johanniskraut für viele Krankheiten gut ist, gegen Blitzschlag hat man bessere Mittel, und für die Liebe gibt es leider keinen Zaubertrank. Gesammelt wird der ganze Blütenstand.

Kalmus

Acorus calamus L.
Aronstabgewächse, *Araceae,* auch: Brustwurz, Tab. 19, Nr. 26
Kalmus ist in Europa seit dem 16. Jahrhundert eingebürgert

und wird heute auch häufig kultiviert. Wild wächst er an Sümpfen, Teichen und Flussufern. Aus einem weit kriechenden Erdspross bildet sich ein 3-kantiger, 2-zeilig mit linealen, schwertförmigen Blättern besetzter Spross bis zu 120 cm Höhe. Am Schaftende bilden sich kleine, bis 8 cm lange Kolben, die dicht mit winzigen grünlich gelben Blütchen besetzt sind. Die Früchte sind rote Beeren, die aber in unserem Klima niemals zur Reife kommen. Kalmus kann daher nur vegetativ vermehrt werden. Die ganze Pflanze riecht aromatisch-würzig. Die Wurzeln werden im September und Oktober gesammelt.
Die in frischem Zustand Brechreiz erregende Wurzel der aus Indien und China stammenden Sumpfpflanze (seit Jahrhunderten jedoch auch bei uns heimisch) enthält ätherische Öle, den Bitterstoff Acorin und Gerbstoff. Als Heilmittel wird sie in getrocknetem Zustand verwendet, sie ist in Apotheken und Kräuterhäusern erhältlich und ein vorzügliches Mittel für nervös bedingte Magen- und Darmstörungen. Achtung: Der Kalmus wird vom Aussehen her oftmals für Schilf gehalten. An den breiten und am Grunde rötlichen Blättern ist Kalmus jedoch leicht davon zu unterscheiden.

Kamille, Echte

Matricaria chamomilla L.
Korbblütengewächse, *Asteraceae*, auch: Kuhmelle, Tab. 34, Nr. 55
Kamille findet man auf Äckern (hier oft Getreideunkraut), Weinbergen und Ödland. Durch Einsatz von Unkrautbekämpfungsmitteln ist die Echte Kamille vielerorts fast ausgerottet. Sie ist eine einjährige Pflanze mit einem aufrechten, 10–55 cm hohen Stängel, der ästig und kahl ist. Die 2–3-fach fiederteiligen Laubblätter haben schmale lineale Abschnitte. Die Blütenköpfe sind einzeln und werden 15–24 mm breit. Sie haben 5-zähnige, goldgelbe Scheibenblüten und im Durchschnitt 15 weiße Zungenblüten. Die Zungenblüten sind länger

als die Hülle und im vollerblühten Zustand zurückgeschlagen. Der Blütenboden ist kegelförmig und im Gegensatz zur wilden Kamille innen hohl, was als wichtiges Unterscheidungsmerkmal dient. Die ganze Pflanze hat einen charakteristisch aromatischen Duft. Blütezeit ist von Mai bis September.
Neben der Pfefferminze ist die echte Kamille wohl eine der bekanntesten und am meisten benutzten europäischen Heilpflanzen. Ihre ausgezeichnete krampflösende, entzündungshemmende und schmerzlindernde Wirkung beruht auf den in ihr enthaltenen ätherischen Ölen, auf Schleimstoffen und krampflösenden Stoffen. Man sollte in jedem Fall sorgsam darauf achten, dass Kamille beim Kauf noch ihren typischen starken und angenehmen Geruch hat. Dies ist bei unsachgemäßer Lagerung und häufig bei ihrer Abpackung im Teebeutel nicht mehr der Fall. Überhaupt gilt: Sind Teebeutel in Geruch und Geschmack fad geworden, so hat auch ihre Wirksamkeit nachgelassen. Der Gehalt an Azulen, dem entzündungshemmenden Stoff aus dem dunkelblauen Extrakt der Blüten, kann außerdem je nach Standort sehr unterschiedlich sein.

Kampfer

Cinnamomum camphora L.
Lorbeergewächse, *Lauraceae*, Tab. 4, Nr. 4
Der Kampferbaum ist ein Verwandter des Edlen Lorbeerbaumes und besonders in China, Indien, auf Ceylon und Madagaskar zu finden. In den Tropen ist er vielfach ein Zierbaum; in Kalifornien ist der Kampferbaum mittlerweile als Straßenbaum beliebt. Der sehr langsamwüchsige Baum erreicht eine Höhe von 50 m und entwickelt aus dem dicken Stamm eine breite Krone. Die Blätter sind auffällig groß und meist einfach oval.
Aus dem Holz des Kampferbaumes wird das dünnflüssige und klare Öl destilliert. Die Verarbeitung lohnt sich nur bei

alten Bäumen, deshalb werden die Kulturen frühestens mit 60 Jahren geschlagen. Der Kampfer wird heutzutage im Handel bereits gelöst in Ölen oder Salben als Einreibemittel bei rheumatischen Beschwerden und Neuralgien angeboten. Kampfer wirkt antiseptisch und hat schmerzlindernde Eigenschaften. Wegen Reizungen nicht bei empfindlicher Haut verwenden.

Kardobenediktenkraut

s. Benediktenkraut.

Käsepappel, Große

s. Malve, Wilde

Kerbel

Anthriscus cerefolium L.
Doldengewächse, *Apiaceae,* auch: Gartenkerbel
Kerbel wird in Gärten angebaut. Diese einjährige Pflanze wird 30–50 cm hoch. Der Stängel ist rund, fein gerillt und verästelt. Die Blätter sind 2–4-fach gefiedert und am Rand und an der Unterseite behaart. Die kleinen weißen Blüten stehen in mehrstrahligen Dolden. Blütezeit ist von Mai bis Juni. Die länglichrunden Spaltfrüchte sehen denen des Kümmels ähnlich. Die Pflanze verbreitet einen auffallenden Anisgeruch.
Als Heilpflanze wird hauptsächlich der wild wachsende Kerbel verwendet. Gartenkerbel ist bekannt als wohlschmeckendes Gewürz zu Soßen, Suppen, Salaten und zu Fleisch.

Knoblauch

Allium sativum L.
Liliengewächse, *Liliaceae*
Knoblauch ist eine alte Kulturpflanze, die schon im alten Indien, China und Japan ebenso wie in Ägypten bekannt war. Gegenwärtig wird Knoblauch fast weltweit angebaut. Knoblauch zeichnet sich durch kranzartig als Zehen angeordnete Tochterzwiebeln aus. Der kahle Stängel wird bis zu 1 m hoch. Unten bilden sich meist 5 lang zugespitzte, lauchgrüne, ganzrandige Blätter. In den Blütenständen am Stängelende entstehen meist anstelle der Blüten kleine Brutzwiebeln. Blütezeit ist von Juli bis August.
Alleine wegen seiner in den besten Küchen fast aller Länder, besonders jedoch des Orients, gepriesenen Eigenschaften als Gewürzzwiebel ist Knoblauch schon seit jeher bekannt und eine wichtige Heilpflanze. Denn was den Appetit anregt, was unser Essen schmackhafter und bekömmlicher macht, heilt auch unseren Körper. Selbst als Küchengewürz fein zerschnitten oder gepresst hilft er noch unterstützend bei Entzündungen des Magen-Darm-Bereichs, bei Blähungen, bei Arteriosklerose, bei Bluthochdruck und Bronchialkatarrh.
Knoblauch kann jedoch noch viel mehr: Selbst in 100.000-facher Verdünnung – in der er heutzutage schon verarbeitet werden kann – sind seine antibiotischen Eigenschaften noch wirksam. Er wirkt blutdrucksenkend und anregend zugleich, blähungstreibend, krampf- und schleimlösend. Geerntet werden die Knoblauchzehen erst nach dem Verdorren der Blätter im Spätherbst.

Königskerze

Verbascum thapsiforme Schrad.
Braunwurzgewächse, *Scrophulariaceae*, auch: Wollblume
Diese Pflanze kommt in ganz Europa auf sonnigen, steinigen

Plätzen, an Wegrändern, auf Flussschotter und Holzschlägen vor. Die Königskerze ist eine 2-jährige Pflanze mit spindelförmiger Wurzel und aufrechtem, bis 150 cm hohem wollig-filzigem Stängel (volkstümlicher Name!). Die unteren Blätter sind gestielt, die oberen herzförmig, am Stängel herablaufend. Alle Blätter sind dicht sternhaarig-filzig, mit auf der Unterseite hervortretendem Adernetz. Die Blüten sind 3–5 cm breit, leuchtend hellgelb, immer 2–5 zusammen gebüschelt in einer aufrechten, verlängerten Traube. Blütezeit ist von Juni bis September.
Die Samen der Königskerze enthalten ein Narkotikum. Sie wurden im Ersten Weltkrieg von französischen Ärzten zur Schmerzlinderung bei Verwundeten gebraucht. Die Wollblume enthält außerdem Saponine, Schleim und ätherisches Öl. Sie ist somit als auswurfförderndes und schleimlösendes Mittel bei Krankheiten der oberen Luftwege gut geeignet.

Kümmel

Carum carvi L.
Doldengewächse, *Apiaceae*, auch: Wiesenkümmel, Tab. 28, Nr. 43
Kümmel wächst auf fast allen Wiesen, an Bahndämmen und auf Ödland. Seine Ansprüche an den Boden sind gering, wenn der Kalkzustand in Ordnung ist. Er hat einen kantigen, gerillten Stängel, der stark verzweigt und bis zu 2 m hoch wird. Die Blätter sind doppelt gefiedert. Die unteren sind gestielt, die oberen sitzen an randhäutigen Scheiben. Die Dolden sind aus 8–15 ungleichen, fast aufrechten Strahlen zusammengesetzt und haben keine Hülle. Die dunkelbraunen Spaltfrüchte werden bis 7 mm lang. Blütezeit ist von Mai bis Juni. Die reifen Samen werden im Juli und August gesammelt. In regenreichen Jahren können die Kümmelpflanzen von Pilzkrankheiten befallen werden, sodass es dann meist zu keiner Fruchtbildung kommt.

Die Früchte des Kümmels enthalten verschiedene ätherische Öle und andere Stoffe, die auf den Darm beruhigend, entkrampfend und blähungswidrig wirken und gleichzeitig die Magen- und Darmdrüsen anregen.

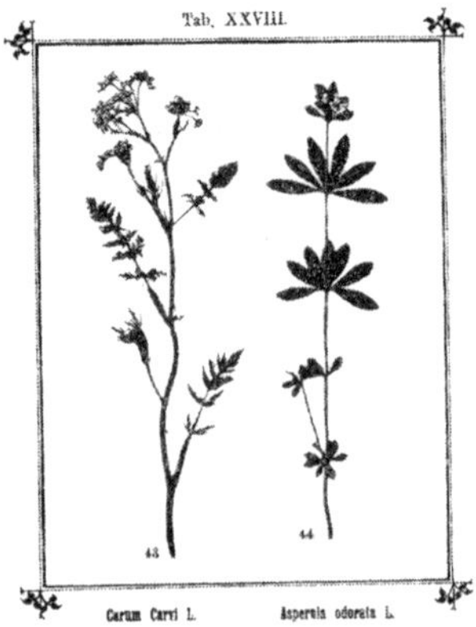

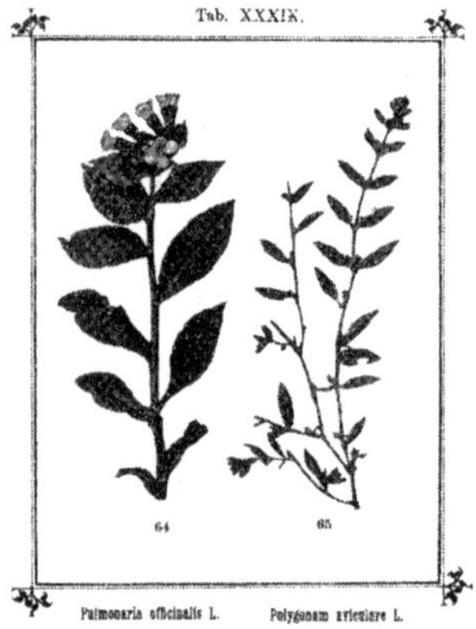

Labkraut

Galium verum L.
Rötelgewächse, *Rubiaceae*, auch: Beinritzenkraut
Diese ausdauernde Pflanze wächst auf mageren Wiesen, auf Schuttplätzen, an Wegrändern und Gebüschen. Sie wird bis zu 50 cm hoch und hat einen vierkantigen Stängel. Die Blätter stehen in Quirlen, sind schmal, zugespitzt und am Rande eingerollt. Die kleinen, gelben, wohlriechenden Blüten stehen in dichten, endständigen Fruchtdolden. Blütezeit ist von Mai bis September.
Labkraut ist v. a. eine Heilpflanze im Zusammenhang mit Nieren- und Blasenerkrankungen. Es fördert die Harnabsonderung und soll bei Unterleibsschmerzen bei Frauen hilfreich sein. Labkraut enthält – wie der Name andeutet – zudem Labferment und wurde deshalb früher zur Käsebereitung verwendet.

Lavendel

Lavendula latifolia L.
Lippenblütengewächse, *Lamiaceae*, auch: Schwindelkraut, Tab. 22, Nr. 32
Lavendel wird bei uns in Gärten kultiviert. Der 20–60 cm hohe Halbstrauch hat stark verzweigte Äste. Die Blätter sind schmal, lanzettlich und grau behaart. Die blauen Blüten umschließen den Stängel und bilden eine fortlaufende Blütenähre. Blütezeit ist von Juli bis August.
Von den ca. 25 bekannten Lavendelarten kommt in unseren Breiten als wild wachsende Pflanze nur der Echte Lavendel vor, bei uns wird er vornehmlich in Gärten angebaut. Die Blüten des Lavendels enthalten ein stark riechendes ätherisches Öl (Lavendelöl), die Blätter einen hohen Anteil an Gerbstoff. Neben seiner Funktion als Heilmittel besitzt der Lavendel noch eine weitere – zu Großmutters Zeiten hoch geschätzte – Eigenschaft: Mehrere kleine Säckchen (z.B. ausrangierte Socken) mit Lavendelblüten gefüllt, zugebunden und in den Kleiderschrank gehängt oder gelegt sind ein wohlriechender Ersatz für Mottenkugeln. Die Blüten werden vor der völligen Entfaltung gesammelt.

Lein

Linum usitatissimum L.
Leinengewächse, *Linaceae*, auch: Flachs, Tab. 25, Nr. 38
Lein wird feldmäßig angebaut. Der bis zu 100 cm hohe, runde und aufrechte Stängel ist oben rispenartig verzweigt. Er ist dicht mit wechselständigen, lanzettlichen Blättern besetzt. Die kräftig blauen Blüten stehen in den einzelnen Stängelverzweigungen. Die Frucht ist eine 6–8 mm lange Kapsel, die bis zu zehn Samen enthält. Blütezeit ist von Juni bis Juli.
Leinsamen ist wegen seiner Inhaltsstoffe (viel Schleim und fettiges Öl) v. a. ein sicher wirkendes Abführmittel, das auf me-

chanischem Weg wirkt und auch bei dauernder Anwendung nicht schädlich ist.
Leinsamen ist als ganzer Samen und auch in geschroteter Form im Handel erhältlich. Gesammelt werden die reifen Kapseln im August.

Liebstöckel

Levisticum officinale L.
Doldengewächse, *Apiaceae*, auch: Maggikraut
Liebstöckel hat verhältnismäßig geringe Ansprüche an seinen Standort und gedeiht daher auch in Gebirgslagen. Doch eine stärkere Verwurzelung und Krautentwicklung wird bei tiefgründigen Böden erreicht. Die krautartige Pflanze hat einen hohlen Stängel mit glänzenden und leicht gezähnten Blättern. Die Blüte ist schmutzig gelb und bildet eine Dolde. Blütezeit ist von Juni bis August.
Liebstöckel wird als Küchenkraut hauptsächlich in unseren Gärten kultiviert. Er ist eine ausdauernde und stattliche Pflanze (sie wird bis zu 250 cm hoch), die in keinem Kräutergarten fehlen sollte. Seine Inhaltsstoffe, u. a. ätherisches Öl und Cumarinverbindungen, haben harntreibende sowie hustenlösende und appetitanregende Wirkung. Das Kraut wird im Oktober gesammelt.

Löwenzahn

Taraxacum officinale
Korbblütengewächse, *Asteraceae*, auch: Pusteblume
Löwenzahn ist in Europa auf Wiesen und an Wegrändern verbreitet. Diese ausdauernde Pflanze wird 20–50 cm hoch und führt reichlich Milchsaft. Die grundständige Blattrosette mit den verkehrt eiförmigen, gezähnten Blättern entspringt von einem walzlichen Wurzelstock. Der runde, hohle Blütenschaft

trägt den goldgelben Blütenkopf. Blütezeit ist von April bis Mai.
Manchem Gartenliebhaber nur ein lästiges Unkraut, anderen ein gesuchter, wohlschmeckender Salat und vielen Heilungssuchenden eine Heilpflanze von besonderem Wert, findet sich der Löwenzahn auf allen Wiesen, auf Äckern und an Wegrändern. Großmutter kannte ihn wegen seiner Heilwirkung bei Gallen- und Leberkrankheiten, und in allen Volkssagen heißt es: Wer die Pusteblume mit einem einzigen Atemzug wegblasen kann, hat Glück in der Liebe. Vom Löwenzahn werden verwendet: die jungen Blätter im Frühling (für Salat), die Wurzel (wie Schwarzwurzeln als Gemüse gekocht), die getrocknete Wurzel, die Blätter und die gelben Blüten für Kräutertee.

Lungenkraut

Pulmonaria officinalis L.
Raublattgewächse, *Boraginaceae*, auch: Bockskraut, Tab. 39, Nr. 64
Das Lungenkraut ist in ganz Europa verbreitet und bevorzugt eher feuchte Standorte in lichten Laubwäldern, in Auen und an Bachufern. Diese ausdauernde Staude mit einem dünnen, ästigen Wurzelstock wird 20–30 cm hoch. Die grundständige Blattrosette besteht aus lang gestielten, 5–10 cm langen, eiförmig zugespitzten Blättern. Diese sind bläulich grün, rau behaart und oft weißfleckig. Der frischgrüne Stängel mit 4 –5 Stängelblättern ist borstig behaart. Er trägt den dichten, aus mehreren Doppelwicken zusammengesetzten Blütenstand, der an Schlüsselblumen erinnert. Die 10–20 cm langen Einzelblüten sind anfangs karminrot, nach der Befruchtung umfärbend auf azurblau bis violett. Blütezeit ist von März bis Mai. Gesammelt werden die Blätter im Frühling und das blühende Kraut ohne Wurzel.
Lungenkraut enthält u.a. Gerbstoffe, Kalisalze sowie Saponine und Kieselsäure. Es ist bekannt als wirksames schleimlösendes Mittel, das bei hartnäckigem Husten angewandt werden

kann. Der hohe Kieselsäuregehalt hat überdies eine günstige Wirkung bei Tuberkulose.

Magenkraut

s. Wermut

Maggikraut

s. Liebstöckel

Majoran, Wilder

s. Dost

Malve, Wilde

Malva silvestris L.
Malvengewächse, *Malvaceae,* auch: Große Käsepappel, Tab. 7, Nr. 7
Die Wilde Malve ist verbreitet an Zäunen und Wegrändern. Die 10–40 cm hohe, niederliegende bis aufsteigende Pflanze hat einen ästigen, oft rötlich überlaufenden Stängel mit runden, lappig gekerbten, behaarten Blättern. Aus den rosavioletten Blüten mit dunkleren Streifen bilden sich scheibenförmige Früchte. Die Blütezeit ist von Mai bis September.
Ätherische Öle, Gerb- und Schleimstoffe bringen die heilende Wirkung. Für die Malve kommen 2 hauptsächliche Anwendungsgebiete in Betracht: Verschleimung des Bronchialtrakts (Reizhusten, Bronchitis, Mandelentzündung, Heiserkeit) und die Pflege von Wunden und Geschwüren (auch zur Herstellung kosmetischer Mittel).

Tab. VII.

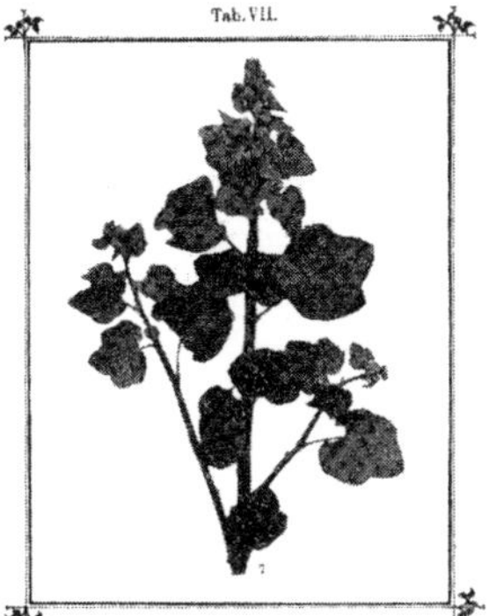

Althaea rosea Cav.

Tab. XLI.

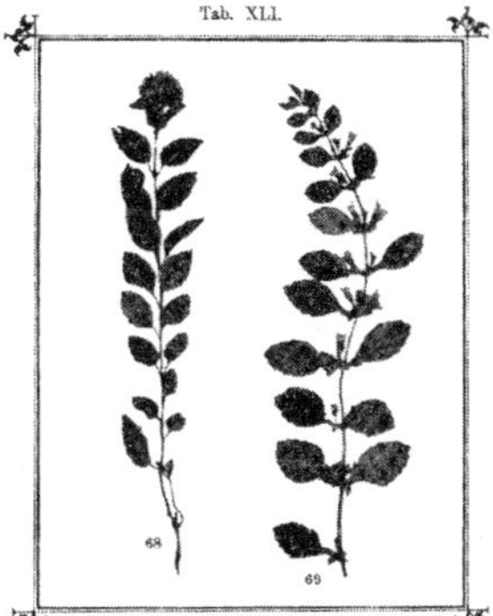

Mentha aquatica L. Melissa officinalis L.

Mariendistel

Silybum marianum L.
Korbblütengewächse, *Asteraceae*, auch: Frauendistel
Die Mariendistel wächst verwildert an sonnigen und windgeschützten Hängen und Ödplätzen. Sie wird aber auch als Zierpflanze in Gärten angebaut. Das distelartige Kraut mit aufrechtem und verästeltem Stängel wird bis zu 150 cm hoch. Die Blätter sind glänzend grün mit weiß gefleckten Nervensträngen; an den Rändern sind sie mit Dornen besetzt. Die unteren Blätter haben eine längliche Form, die mittleren sind fiederspaltig. Die purpurroten Blüten stehen in nickenden Blütenköpfen. Die Früchte haben ein eiförmiges Aussehen. Blütezeit ist von Juli bis August.
Die Mariendistel ist wegen des in ihr enthaltenen Leberschutzfaktors Silymarin hauptsächlich ein Lebermittel. Gesammelt werden die Früchte.

Meerrettich

Cochlearia armoracia L.
Kreutblütengewächse, *Brassicaceae*, auch: Kren
Meerrettich ist in fast ganz Europa verwildert und wächst vereinzelt wild auf feuchten Wiesen. Er wird aber in Gärten kultiviert. Der starke, vielköpfige Wurzelstock hat oft bis zu 60 cm lange Ausläufer. Die Wurzeln sind außen gelblich und innen weiß und fleischig. Die Pflanze bildet große und gekerbte Wurzelblätter, der Stängel ist aufrecht und ästig. Die kleinen weißen Blüten sitzen in langen Trauben am Ende der Stängel und Zweige. Besonderheit: Die Wurzel der kultivierten Pflanze ist ergiebiger, da sie dickfleischiger ist.
Die scharf schmeckende Meerrettichwurzel wird als Gewürz zu vielen Fleischspeisen verwendet. Sie ist verdauungsfördernd und appetitanregend. Als Heilmittel hat sie anregende Wirkung auf Magen und Darm, sie ist hustenlösend und antibiotisch bei schlecht heilenden Wunden, seine stark hautreizende Wirkung wird auch bei rheumatischen Beschwerden genutzt. Größere Mengen wirken schädigend auf die inneren Schleimhäute.

Meisterwurz

Imperatoria ostruthium L.
Doldengewächse, *Apiaceae*, auch: Bergwurz
Meisterwurz wächst wild in den Alpen in 1.300–2.000 m Höhe, aber auch in den Mittelgebirgen und wird teilweise in Gärten angebaut. Die Pflanze hat einen kräftigen Wurzelstock, von dem mehrere Nebenwurzeln und Ausläufer abzweigen. Die Wurzel enthält einen milchigen Saft und ist blassgelb. Der Stängel ist hohl, im oberen Teil verästelt und wird bis zu 100 cm hoch. Die unteren Blätter sind gestielt, doppelt 3-zählig, die oberen sind wechselständig angeordnet, derb und grob gesägt. Die kleinen Blüten, weiß oder rötlich schimmernd, ste-

hen in flachen und großen Dolden am Stängelende. Blütezeit ist von Juli bis August. Die Blätter sind auf der Unterseite gewöhnlich schwach behaart und von derber, fast lederartiger Beschaffenheit. Durch dieses Merkmal unterscheidet sich der Meisterwurz von ähnlichen Doldenblütlern, besonders von Arnika.
Vom Meisterwurz werden die getrockneten und zerkleinerten Wurzelteile verwendet; sie enthalten ätherisches Öl und Cumarinverbindungen.

Melisse

Melissa officinalis L.
Lippenblütengewächse, *Lamiaceae*, auch: Zitronenmelisse, Tab. 41, Nr. 69
Wild wächst die Melisse in lichten Gebirgswäldern, vereinzelt auch an Zäunen und Hecken und in Weinbergen. In Gärten wird sie angebaut. Sie wird bis zu 100 cm hoch mit einem vierkantigen und stark verästelten Stängel. Die grasgrünen Blätter sind eiförmig; die unteren sind lang gestielt und grob gesägt, nach oben hin werden die Blätter kleiner, kurz gestielter und eher abgerundet. Die Blattoberseite ist mit kurzen Haaren bedeckt, die Unterseite ist kahl. Die Blüten stehen in den Blattachseln und blühen weiß, manchmal rötlich. Blütezeit ist von Juli bis September. Besonderheit: Die Blätter werden vor der Blüte geerntet.

Mistel

Viscum album L.
Mistelgewächse, *Loranthaceae*, Tab. 40, Nr. 66
Die Mistel ist als halbschmarotzende Pflanze in ganz Europa verbreitet. Man findet sie auf verschiedenen Laubhölzern, Tannen und Föhren. Diese Pflanze ist ein kleiner, manchmal

fast kugeliger Strauch mit gabelig verzweigten, kurzen Ästen. Die länglichen, gelblich grünen Laubblätter sind lederartig. Die beerenartige Frucht ist weiß mit klebrigem Fleisch. Besonderheit: Gesammelt werden die kleinen Zweige mit den Blättern von Oktober bis Mitte Dezember und von März bis April.

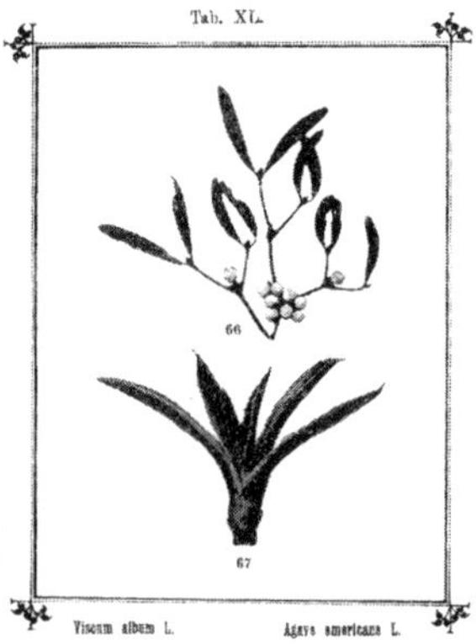

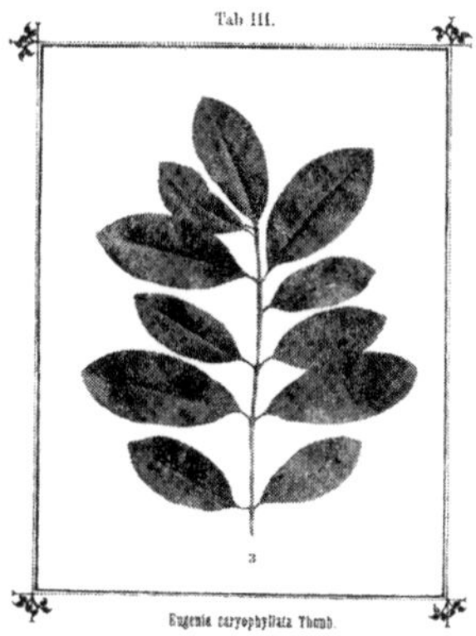

Nelkenwurz

Geum urbanum L.
Rosengewächse, *Rosaceae,* auch: Wilder Sanikel, Tab. 3, Nr. 3
Das lateinische Wort *urbanum* weist schon darauf hin, dass diese Pflanze ortsnah, selbst in Siedlungen vorkommt. Zu finden ist sie auf feuchten Wiesen, an Hecken, Zäunen und Mauern. Diese bis zu 50 cm hohe Staude hat einen dunkelbraunen, fingerdicken Wurzelstock. Der Stängel ist aufrecht und behaart. Die Grundblätter sind lang gestielt und gefiedert, die oberen Blätter 3-zähnig. Die gelben Blüten stehen endständig in lockeren Rispen. Blütezeit ist von Juni bis September.
Schon als Gewürz wirkt die Nelke appetitanregend, magenstärkend und blähungstreibend. Sie fehlte daher in Großmut-

ters Küche nie und kam bei vielen schweren Gerichten mit dazu. Die Wurzeln werden im Frühjahr gesammelt. Sie enthalten das ätherische Öl Eugenol.

Odermennig

Agrimonia eupatoria L.
Rosengewächse, *Rosaceae*, auch: Leberkraut
Odermennig ist in ganz Europa verbreitet und kommt v. a. in lichten, trockenen Wäldern und an Waldrändern, an Hecken und auf Magerwiesen und Weiden vor. Diese ausdauernde, 30–80 cm hohe Staude hat einen kriechenden Wurzelstock und einen zottig behaarten Stängel. Alle Blätter sind stängelständig, auf der Oberseite dunkelgrün; die Unterseite ist etwas heller. Die kleinen gelben Blüten stehen in einer einfachen oder nur unten verzweigten ährenförmigen Traube mit vielen Blüten. Blütezeit ist von Juni bis August.
Odermennig enthält v. a. ätherisches Öl, Gerb- und Bitterstoffe und außerdem Harz. Gesammelt wird die ganze blühende Pflanze.

Petersilie

Petroselinum crispum L.
Doldengewächse, *Apiaceae*
Die Petersilie ist seit über 2.000 Jahren im Mittelmeerraum bekannt und wird in Gärten kultiviert. Die zweijährige Pflanze hat eine dünne, rübenförmige Wurzel. Der Stängel ist rund, zart gerillt und wird etwa 40–100 cm hoch. Die Blätter sind hellgrün und glänzend und haben viele Formen; die meisten sind jedoch dreifach gefiedert. Die Blüten sind klein, grünlich gelb und manchmal rötlich überlaufend. Blütezeit ist von Juni bis Juli. Man unterscheidet krause und glatte Petersilie und die sogenannte Wurzelpetersilie.

Das wohlbekannte Küchenkraut enthält u. a. ätherisches Öl und die Vitamine A, B und C. Vor einer Verwendung zu großer Dosen wird dringend gewarnt. Petersilie wirkt dann nämlich giftig, ihr unvernünftiger Gebrauch ruft Leber-, Nieren-, Magen- und Darmschädigungen hervor. Da ihre Inhaltsstoffe anregend auf die Gebärmutter wirken, ist vor einer stark dosierten Verwendung bei bestehender Schwangerschaft zu warnen.

Pfefferminze

Mentha piperita L.
Lippenblütengewächse, *Lamiaceae*, auch: Englische Minze, Tab. 36, Nr. 58
Pfefferminze wächst vereinzelt wild auf feuchten Wiesen und an Wassergräben. Sie wird jedoch meist in Gärten angebaut. Die bis zu 100 cm hohe Pflanze hat einen vierkantigen, verzweigten Stängel mit gegenständig angeordneten Blättern von lanzettlicher Form. Die violetten Blüten stehen in verlängerten Scheinähren. Die in der wohlbekannten Pflanze enthaltenen Wirkstoffe (insbesondere Menthol) machen Pfefferminztee als Heilmittel seit alters her für viele Krankheiten und Beschwerden geeignet. Besonders der Pfefferminztee war zu Großmutters Zeiten sehr beliebt, denn er regt die Verdauungssäfte des Magens und der Galle an und hilft so bei Verstimmung und Krämpfen des Magen-Darm-Traktes, aber auch bei saurem Aufstoßen. Ebenso wird er empfohlen bei Kopfschmerzen und Migräne, bei krampfartigen Leber- und Gallebeschwerden sowie bei Schlaflosigkeit. Allgemein wirkt Pfefferminze desinfizierend und entzündungshemmend sowie schmerzstillend, kühlend und krampflösend.
Echte Pfefferminze verbreitet sich nur durch Wurzelableger und sollte in keinem Garten fehlen. Die Blätter werden kurz vor oder nach der Blüte gesammelt und können frisch oder getrocknet verwendet werden.

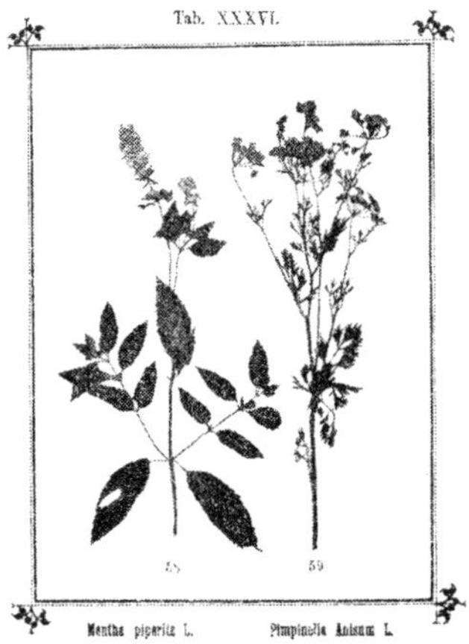

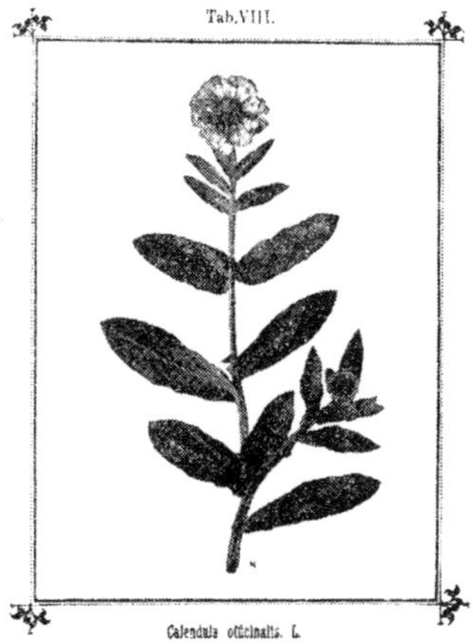

Pimpernell

s. Bibernelle, Kleine

Quendel

Thymus pulegioides L. und *Thymus serpyllum L.*
Lippenblütengewächse, *Lamiaceae*, auch: Thymian, Tab. 35, Nr. 57
Der mit dem echten Thymian in Aussehen, Herkunft und Wirkung nahe verwandte Quendel enthält als wesentliche Wirkstoffe Gerbstoff und ätherisches Öl. Er wird wie der echte Thymian als Küchenkraut verwendet und hat als Heilpflanze folgende Wirkungen: hustenlösend bei Bronchialkatarrh, beruhigend bei Asthma, desinfizierend, schmerzstillend und, äußerlich angewandt, heilend bei Wunden und rheumatischen Schmerzen, außerdem durchblutungs- und stoffwechselanregend.

Rettich

Raphanus sativus L.
Kreuzblütengewächse, *Brassicaceae*
Rettich wird in Gärten oder feldmäßig angebaut. Die Pflanze wird bis zu 60 cm hoch mit einer spindelförmigen, fleischigen Wurzel. Die Blätter sind grundständig, fiederspaltig und oben ungeteilt. Die Blüten sind weiß bis hellviolett. Blütezeit ist von Juni bis August. Besonderheit: Gesammelt wird hier die Wurzel bei entsprechender Größe.

Ringelblume

Calendula officinalis L.
Korbblütengewächse, *Asteraceae*, auch: Barometerblume, Tab. 8, Nr. 8
Die Ringelblume findet sich verwildert an sonnigen Hängen und Plätzen. In Gärten wird sie vielfach als Zierpflanze angebaut. Die Ringelblume ist ein bis zu 60 cm hohes Kraut mit oben verästeltem Stängel. Die behaarten Blätter sind verkehrt eiförmig und wechselständig. Die orangegelben Blütenköpfe bestehen aus dicht gedrängten Zungenblättern. Die ganze Pflanze fühlt sich klebrig an. Blütezeit ist von Juni bis Oktober. Der volkstümliche Name Barometerblume für die Ringelblume hat folgende Ursache: Wenn sie ihre Blüten zwischen 6 und 7 Uhr morgens öffnet, verheißt dies einen schönen Tag, wogegen mit Regen zu rechnen ist, wenn die Blume um 7 Uhr noch geschlossen ist. Der in unseren Gärten als Zierpflanze angebauten Ringelblume werden viele Wirkungen nachgesagt. Beispielsweise soll sie bei allen Verwundungen, Geschwüren, Quetschungen, Blutergüssen von vortrefflicher Wirkung sein, ferner gilt sie als bewährtes Hausmittel bei allen Hautleiden; innerlich angewendet soll sie angeblich schweißtreibende, reinigende und drüsenanregende Wirkung haben. Gesammelt werden die gerade entfalteten Blütenköpfe.

Rosmarin

Rosmarinus officinalis L.
Lippenblütengewächse, *Lamiaceae,* auch: Hochzeitsblümchen
Tab. 18, Nr. 24
Diese sehr frostempfindliche, mehrjährige Pflanze wächst an sonnigen Abhängen, auf Felsen und an Gemäuern. Sie wird außerdem auch viel in Gärten angebaut oder in Töpfen gezogen. Der bis zu 2 m hohe Strauch hat dicht verzweigte Äste. Die Blätter sind lanzettlich geformt und an den Rändern zurückgerollt. Die blassblauen Blüten stehen an Kurztrieben in endständigen Scheintrauben.
Blütezeit ist von April bis Juni.
Rosmarin, wie Thymian, Majoran und Quendel hauptsächlich als Küchenkraut bekannt, ist eine sehr vielseitige Heilpflanze. Sie enthält wertvolle ätherische Öle und Gerbstoff. Ihre Wirkung kann beschrieben werden als: leicht krampflösend, tonisierend (den optimalen Spannungszustand herstellend) und stimulierend auf Herz und Kreislauf, allgemein anregend und belebend, anregend auf Produktion und Ausscheidung der Magen-, Darm- und Gallensäfte, äußerlich leicht hautreizend, durchblutungsfördernd, entzündungshemmend und schmerzlindernd. Gesammelt werden die Blätter während der Blüte.

Salbei

Salvia officinalis L.
Lippenblütengewächse, *Lamiaceae,* auch: Muskatellerkraut, Tab. 5, Nr. 5
Salbei ist an felsigen und unfruchtbaren Hängen zu finden, wird aber auch viel in Gärten angebaut. Der 50–100 cm hohe Halbstrauch hat am unteren Drittel holzige Stängel. Die Blätter sind wintergrün, gestielt, länglich-eiförmig und feinrunzlig. Sie sind an Ober- und Unterseite weißgrau und filzig behaart. Die Blüten sind violett und rachenförmig.

Blütezeit ist von Juni bis Juli.
Neben seiner Bedeutung als Küchenkraut fand Salbei schon früh Beachtung als Heilpflanze. Das in seinen Blättern enthaltene, stark duftende ätherische Öl, die ebenfalls noch enthaltenen Saponine, Gerb- und Bitterstoffe sind beteiligt an der desinfizierenden Wirkung des Salbeis. Die Blätter und jungen Triebe werden vor der Blüte gesammelt.

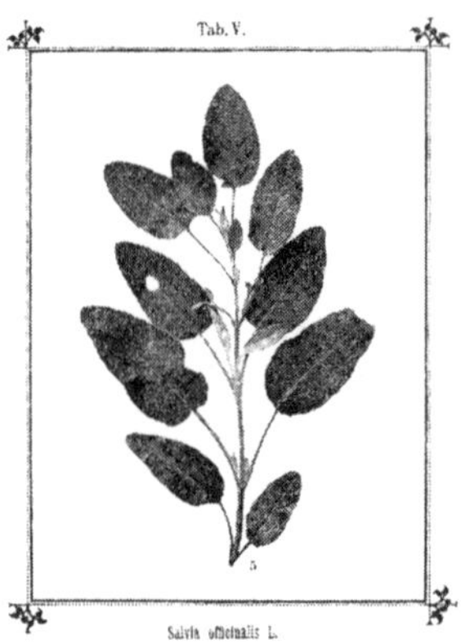

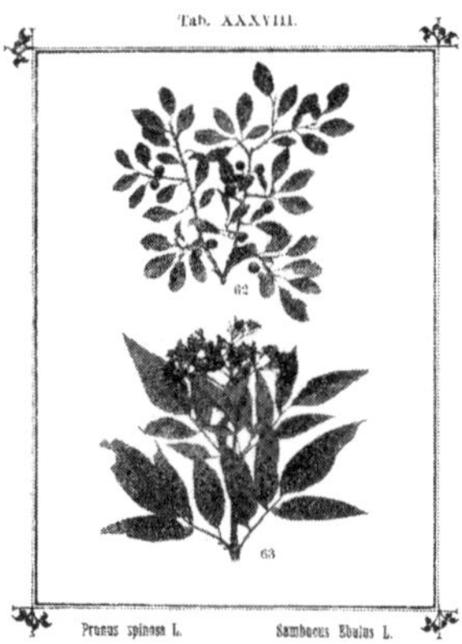

Sanddorn

Hipphophae rhamnoides L.
Ölweidengewächse, *Elaegnaceae,* auch: Audorn
Sanddorn kommt zerstreut in fast ganz Europa vor, denn er wächst auf fast jedem Boden. Er ist als Nutz- und als Zierstrauch für jeden Garten geeignet.
Damit der weibliche Strauch auch Früchte trägt, muss ein männlicher Strauch in der Nähe stehen. Am häufigsten ist er auf feuchtem bis trockenem Kies, Flussschotter und Dämmen anzutreffen. Dieser sommergrüne, bis zu 6 m hohe Strauch hat weit kriechende Wurzelausläufer. Die Äste sind dornig und

sparrig abstehend. Die 2-jährigen Zweige haben dornige Seitentriebe. Die weidenartigen Blätter sind auf der Unterseite filzig behaart. Aus den unscheinbaren grünlichen Blüten bilden sich die Früchte als orangerote, eiförmige Beeren. Der Geschmack der pur genossenen Beeren ist sauer und herb.
Die Sanddornbeeren enthalten einen sehr hohen Anteil an natürlichem Vitamin C. Gesammelt werden die Beeren im Herbst wegen ihres hohen Vitamin-C-Gehaltes.

Schafgarbe, Gemeine

Achillea millefolium L.
Korbblütengewächse, *Asteraceae,* auch: Schafzunge, Tab. 32, Nr. 51
Die Schafgarbe kommt in ganz Europa vor. Sie bevorzugt trockene, sonnige Standorte auf Wiesen, Weiden, Gärten und Parkanlagen. Im Gebirge findet man sie auch auf Geröll und Felsfluren. Die Schafgarbe ist eine ausdauernde, 20–80 cm hohe aromatisch duftende Pflanze. Im Frühling treiben zuerst die dichten, anfangs wollig behaarten Stängel mit doppelt bis 3-fach fiederspaltigen Laubblättern. Die charakteristischen Blüten haben schmutzig weiße Scheibenblüten, die Zungenblüten sind manchmal auch rosig bis karminrot gefärbt. Zusammen bilden sie einen flachen, endständigen Ebenstrauß. Blütezeit ist von Juni bis Oktober.
Verwendet werden vornehmlich die Blütenköpfchen, manchmal auch die Blätter. Wie Kamille enthält Schafgarbe ein ätherisches Öl (Azulenanteil in der Blüte höher als in den Blättern), dessen magenfreundliche, entkrampfende Wirkung ihren Anwendungsbereich bestimmt. Allergische Personen können mit Hautausschlägen reagieren.

Schlehdorn

Prunus spinosa L.
Rosengewächse, *Rosaceae,* auch: Schwarzdorn, Tab. 38, Nr. 62
Schlehen sind in ganz Mitteleuropa verbreitet. Man findet sie auf sonnigen Hängen, an Waldrändern und Hecken. Der Schlehdorn wird 1–3 m hoch, ist dicht verzweigt und hat Dornen. Die Blüten sind weiß und duften süß. Sie blühen vor der Blattentfaltung. Die blau bereiften, kugeligen Früchte werden bis 15 mm lang und haben einen ausgesprochen herb-sauren Geschmack. Blütezeit ist von März bis April. Die Fruchtreife ist im Spätherbst.
Verwendet werden die bittermandelähnlich riechenden Blüten und die dunkelbraunen bis schwarzen reifen Früchte. Letztere haben einen äußerst bitteren Geschmack, der von den enthaltenen Blausäure- und Gerbstoffbestandteilen herrührt und sich, wenn die Früchte nach den ersten Nachtfrösten gesammelt werden, zu einem großen Teil verliert. Die Früchte sind wertvoll, da sie reichlich Vitamin C enthalten.

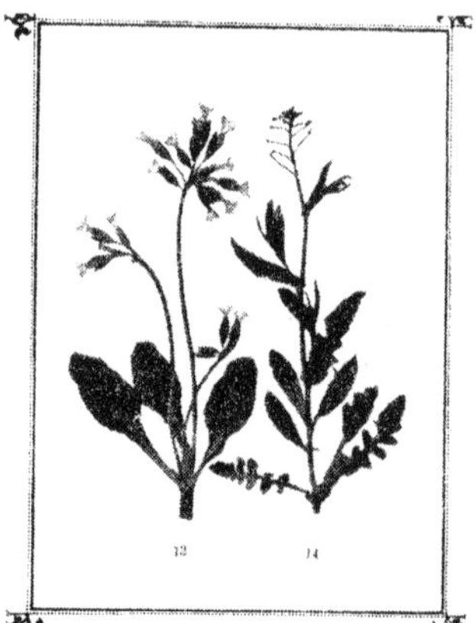

Primula officinalis L. Capsella Bursa pastoris M.

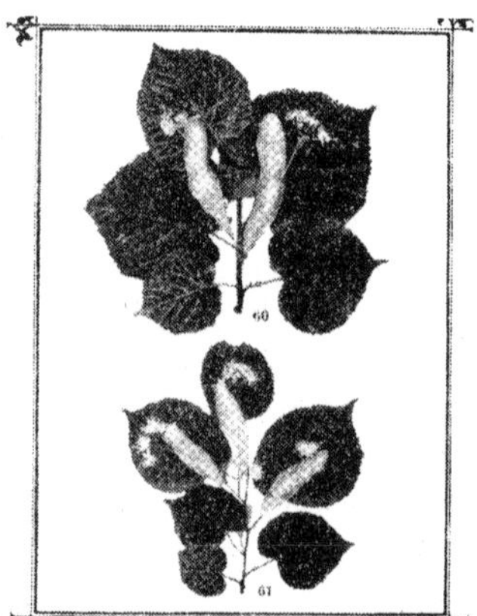

Tilia grandifolia Ehrh. Tilia parvifolia Ehrh.

Schlüsselblume, Echte

Primula veris L.
Schlüsselblumengewächse, *Primulaceae,* auch: Heiratsschlüssel, Tab. 12, Nr. 13
Auf sonnigen Wiesen und an Waldrändern findet man die Schlüsselblume in fast ganz Europa. Sie ist eine ausdauernde Pflanze, aus deren kurzem Wurzelstock eine grundständige Rosette von samtig kurzhaarigen Blüten entspringt. Die Blätter sind eiförmig und runzelig. Der Blütenschaft wird bis 20 cm lang und trägt eine vielblütige Dolde. Der Kelch ist glockig aufgeblasen und von grünlich gelber Farbe. Die Blumenkrone ist goldgelb mit 5 orangefarbenen Flecken am Schlund. Sie verströmen einen wohlriechenden Duft. Blütezeit ist von März bis Mai. Die Echte Schlüsselblume ist teilweise geschützt. Verwendet werden die Wurzel und die Blüten. Die Schlüsselblume enthält als wertvolle Heilstoffe Saponine, Glykoside und ätherisches Öl.

Senf

Brassica juncea L.
Kreuzblütengewächse, *Brassicaceae,* auch: Indischer Senf
Bei der Senfpflanze unterscheidet man außer dem Indischen Senf noch den Schwarzen Senf (*Brassica nigra L.*) und den weißen Senf (*Sinapis alba L.*) Diese beiden Arten sind aber hauptsächlich vom Indischen Senf verdrängt worden.
Die bis zu 100 cm hohe, 1-jährige Senfpflanze blüht gelb von Mai bis September. Der Ackersenf (*Sinapis arvensis L.*) ist als Unkraut auf Feldern gefürchtet, da eine einzige Pflanze schon Tausende von Samen erzeugt und diese eine Keimfähigkeit von bis zu 25 Jahren haben.
Senf ist heute jedermann bekannt als Küchengewürz, früher hingegen wurde er auch als wirksames Heilmittel sehr geschätzt. Hierzu wird insbesondere der Weiße oder Gelbe Senf

verwendet, bei der französischen Senfzubereitung jedoch auch der Schwarze Senf. Letzterer enthält ätherisches Senföl, das dem Schwarzen Senf seine besondere Wirkung als Heilmittel verleiht. Schwarzer Senf ist als Senfmehl im Handel erhältlich. Dieses hat stark hautreizende (Achtung bei Kindern), durchblutungsfördernde und in vielen Fällen schmerzstillende Wirkung. Das Senfmehl kommt hauptsächlich äußerlich zur Anwendung.

Sommerlinde

Tilia platyphyllos Scop.
Lindengewächse, *Tiliaceae,* auch: Frühlinde, Tab. 37, Nr. 60
Die Sommerlinde ist in Mitteleuropa v. a. in Laubwäldern verbreitet. Sie wird aber auch häufig angepflanzt, z. B. die sogenannte Dorflinde. Der sommergrüne Laubbaum kann bis zu 30 m hoch und sehr alt werden. Die Laubblätter sind herzförmig, scharf gesägt und von bleichgrüner Farbe. Die Blütenstände sind lang gestielt und trugdoldig. Sie stehen in der Achsel eines zungenförmigen Deckblattes. Die gelben Blüten sind stark duftend und außerordentlich pollenreich.
Blütezeit ist von Juni bis Juli.

Sonnwendkraut

s. Johanniskraut

Spitzwegerich

Plantago lanceolata L.
Wegerichgewächse, *Plantaginaceae,* auch: Siebenrippe, Tab. 23, Nr. 34
Spitzwegerich ist in ganz Europa verbreitet. Zu finden auf

Wiesen, Weiden, an Wegrändern, Gräben und auf Ödland. Diese ausdauernde, 5–50 cm hohe Pflanze hat eine reichfaserige Wurzel. Die Blätter sind von lanzettlicher Form, 3–7-nervig, mit hervortretenden Blattrippen und in einer grundständigen Rosette vereinigt. Der aufrechte Blütenschaft trägt die kugelige bis walzliche Blütenähre von 2–3 mm Breite. Sehr auffallend sind die langen weißen Staubfäden, die mit ihren weißen bis gelben Staubbeuteln weit aus der Blüte heraushängen. Blütezeit ist von Mai bis September.
Spitzwegerich enthält Schleim, Gerbstoff und das Glykosid Aucubin. Seine zusammenziehende, keimtötende und hustenlösende Wirkung ist altbekannt. Die Blätter werden gesammelt, solange die Pflanze blüht.

Stiefmütterchen

Viola tricolor L.
Veilchengewächse, *Violaceae,* auch: Feldveilchen
Das Stiefmütterchen wächst auf Äckern und Wiesen, auf Ödland und an Waldrändern. Es wird bis zu 20 cm hoch mit einem aufrechten, hohlen und verzweigten Stängel. Die Blätter sind unten länglich, eiförmig und werden zum Stängel hin lanzettlich. Die Blüten sitzen an den Blattachseln und können ganz verschiedenfarbig sein. Die Farbabstufungen reichen von weiß bis gelb über bläulich bis zu violett, teilweise mit strichförmigen Saftmalen oder intensiver gefärbtem Blütenschlund. Blütezeit ist von Mai bis Juli. Gesammelt wird das blühende Kraut im Mai.

Studentenblume

s. Ringelblume

Süßholz

Astragalus glyciphyllos L.
Schmetterlingsblütengewächse, *Fabaceae*, auch: Tragant
Süßholz gedeiht am besten in lichten Wäldern und Gebüschen, wobei aber kalkhaltiger Lehmboden und warmer Stand wichtig sind. Süßholz bildet 50–130 cm lange Stiele, die Blätter werden 20 cm lang. Die gelblichen Blüten sind in einer köpfchenartigen Traube angeordnet. Die Blätter schmecken süßlich, daher der Name. Süßholzwurzeln enthalten einen Süßstoff, der um ein Vielfaches süßer ist als Rohrzucker, außerdem Bitterstoff, Saponin und ätherisches Öl. Als Anwendungsgebiete kommen wegen seiner schleimlösenden Wirkung insbesondere Krankheiten der oberen Luftwege infrage, es hilft auch bei leichten Formen von Verstopfung.

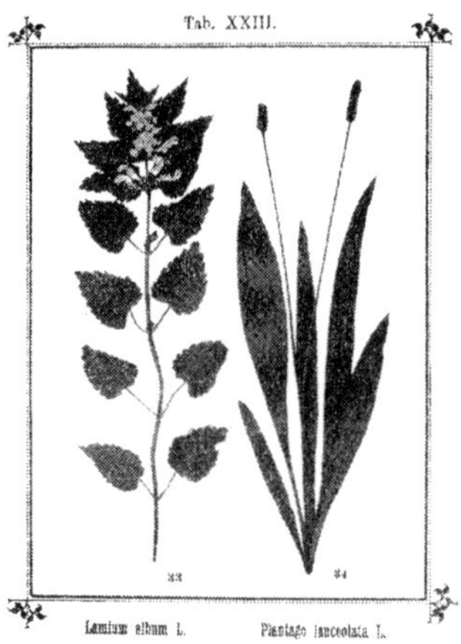

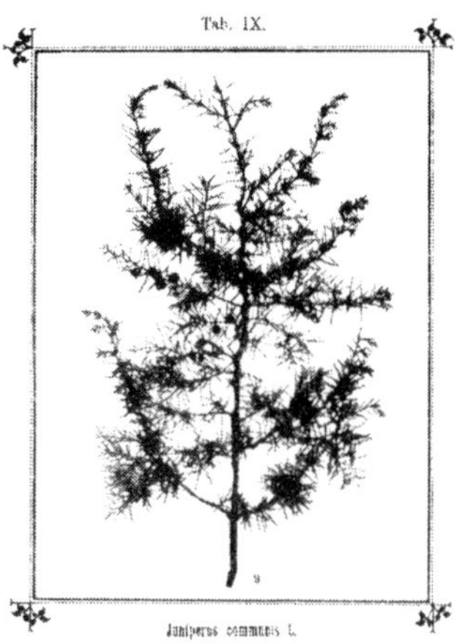

Taubnessel, Weiße

Lamium album L.
Lippenblütengewächse, *Lamiaceae,* auch: Blumennessel, Tab. 23, Nr. 33
Die Weiße Taubnessel kommt in ganz Europa an Wegrändern vor. Die 20–40 cm hohe Pflanze hat einen vierkantigen Stängel und gegenständige, gesägte Blätter. Die weißen Blüten werden 2 cm lang und sind in Scheinquirlen angeordnet. Die Blüten riechen bocksartig. Blütezeit ist von Mai bis Juli.
Die weiß blühende, nicht „brennende" Nessel enthält als Wirkstoffe ätherisches Öl, Gerbstoff, Schleim und Saponin. Als heilkräftiges Pflanzenteil kommt die gesamte Pflanze samt Wurzel zur Anwendung.

Tausendgüldenkraut

Centaurium erythraea L.
Enziangewächse, *Gentianaceae,* auch: Apothekerblume, Tab. 30, Nr. 47
Tausendgüldenkraut kommt zwar nicht sehr häufig vor, ist aber in ganz Europa verbreitet. Zu finden ist diese Heilpflanze auf Waldwiesen, dürren Grasplätzen, in lichten Gebüschen und an Ufern. Die 1–2-jährige, kahle Pflanze wird 10–40 cm hoch. Der aufrechte Stängel ist vierkantig und erst oben verzweigt. Die untersten Laubblätter sind stumpf, meist 5-nervig und bilden eine bodenständige Rosette. Die Stängelblätter sind länglich bis lineal, spitz und gegenständig sitzend. Der Blütenstand ist flach und doldenrispig. Die kleinen trichterförmigen Blüten sind intensiv rosa und öffnen sich nur bei warmer Witterung. Das schwach würzig riechende Kraut schmeckt gallenbitter. Blütezeit ist von Juni bis August. Achtung: Tausendgüldenkraut ist teilweise geschützt.
Wie Enzian enthält Tausendgüldenkraut einen speziellen Bitterstoff und ätherische Öle. Für die verschiedenen Zuberei-

tungen (Tee, Tinkturen, Extrakte, Kräuterlikör) wird das getrocknete blühende Kraut verwendet. Seine Heilwirkungen sind vielfältig. Sie reichen von appetitanregend, verdauungsfördernd, fiebersenkend bis zu blutbildend und reinigend auf Leber, Galle und Nieren. Dem ist zu entnehmen, dass Tausendgüldenkraut im Wesentlichen die Tätigkeit aller an der Verdauung beteiligten Ausscheidungsorgane (innere Sekretion) anregt. Über einen besseren Appetit und eine bessere Verwertung der Kost kommt es dann zu insgesamt kräftigenden, gesundheitsfördernden Auswirkungen.

Thymian

Thymus vulgaris L. (Gartenthymian) und *Thymus serpyllum L.* (Feldthymian)
Lippenblütengewächse, *Lamiaceae,* auch: Quendel (für den Feldthymian)
Thymian ist ein immergrüner Halbstrauch mit niederliegenden Zweigen. Die Blätter sind klein und schmal. Die sehr kleinen, hellrosa Blüten sind in kugelköpfigen Blütenständen angeordnet und duften stark aromatisch. Der Feldthymian findet sich in ganz Europa auf trockenen, sonnigen Standorten. Er enthält weniger ätherisches Öl als der echte Thymian. Blütezeit ist von Mai bis September. Die in den kleinen Blättern des Thymian enthaltenen ätherischen Öle, seine Bitterstoffe und Gerbstoffe sowie andere noch unerforschte Substanzen machen Thymian zu einer vorzüglichen Gewürz- und Heilpflanze, die wegen ihrer vielseitigen Verwendbarkeit in keinem Garten fehlen sollte. Benutzt werden die unverholzten Enden der blühenden Zweige mit ihren Blättern und Blüten.

Veilchen, Wohlriechendes

Viola odorata L.
Veilchengewächse, *Violaceae,* auch: Osterveilchen, Tab. 11, Nr. 12
Das Wohlriechende Veilchen ist in ganz Europa verbreitet und unter Hecken, in Auen und an sonnigen Waldrändern zu finden. Aus einer zweiachsigen Rosettenstaude mit kurzem dicken Erdstock treiben die am Boden liegenden Ausläufer. Die Laubblätter an kurzen Stielen sind rundlich bis nierenförmig, am Grund tief ausgebuchtet. Die Blüten von tiefvioletter Farbe sind stark duftend. Blütezeit ist von März bis Mai.
Das Wohlriechende Veilchen enthält harntreibende, husten- und schleimlösende sowie fiebersenkende Wirkstoffe. Auch Beschwerden bei Gelenkrheuma werden gelindert. Innerlich und äußerlich anwendbar.

Wacholder

Juniperus communis L.
Zypressengewächse, *Cupressaceae*, Tab. 9, Nr. 9
Wacholder ist in ganz Europa von der Ebene bis ins Hochgebirge verbreitet; als Unterholz in lichten Nadelwäldern und auf Heiden, Mooren und Weiden.
Dieser immergrüne, bis zu 12 m hohe Strauch hat sehr stechende Nadeln, die in 3–4-gliedrigen Quirlen stehen. Im 1. Jahr sind die Beeren grün und saftlos, im 2. Jahr schwarzbraun, bläulich bereift und kugelig.
Die gesamte Pflanze riecht aromatisch. Gesammelt werden die Beeren.
Aus fast allen Pflanzenteilen wird das Wacholderöl (*Oleum Juniperi*) destilliert. Wegen seiner harntreibenden Wirkung ist Wacholder vornehmlich ein Rheumamittel, das jedoch in keinem Fall bei Nierenerkrankungen oder in der Schwangerschaft verwendet werden darf.

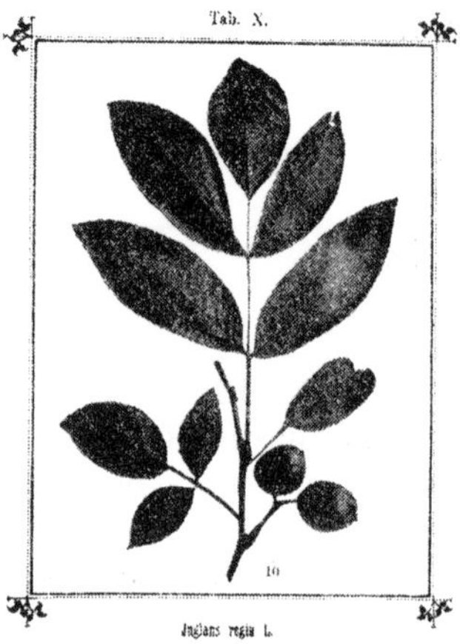

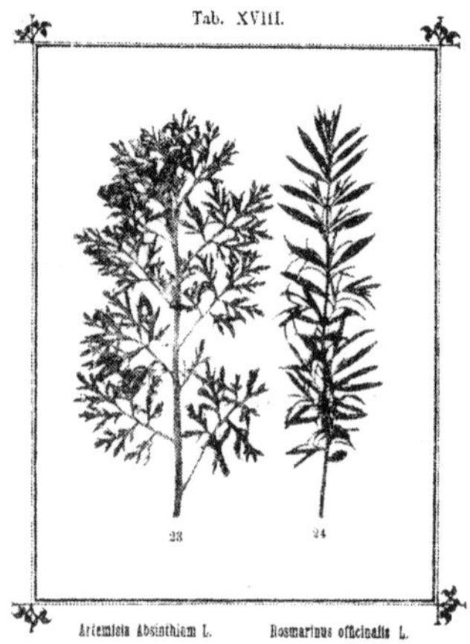

Waldmeister

Galium odoratum L.
Rötelgewächse, *Rubiaceae,* auch: Tabakskraut, Tab. 28, Nr. 44
Waldmeister ist in Nord- und Mitteleuropa verbreitet, v. a. in schattigen Laubwäldern. Waldmeister wird 10–50 cm hoch und hat einen glatten, vierkantigen Stängel. Die Laubblätter sind in 6–9-teiligen Quirlen angeordnet. Die Blätter sind länglich mit lanzettlicher Form, in einer kurzen Stachelspitze auslaufend. In einer endständigen, reich verzweigten Trugdolde stehen die kleinen, weißen, trichterförmigen Blüten.
Waldmeister gilt als blutreinigend, harntreibend und als anregend auf die Funktionen der Leber und Galle. Die Pflanze wird beim Trocknen schwarz und duftet intensiv nach Cumarin.

Wallwurz

s. Beinwell

Walnuss, Echte

Juglans regia L.
Walnussgewächse, *Juglandaceae,* Tab. 10, Nr. 10
Der Walnussbaum ist in Südosteuropa und Südostasien beheimatet, wird bis zu 25 m hoch und hat eine graue bis braune Rinde. Die Blätter sind lang gestielt, unpaarig gefiedert mit 7–9 ganzrandigen, elliptischen Blättchen. Es gibt männliche und weibliche Blüten. Die Frucht ist eine einsamige Steinfrucht. Die eisenreiche Walnuss ist ein geeignetes Mittel bei Blutarmut; außerdem enthält sie Fette und Eiweiß. Nüsse und Mandeln sollten daher bei Vegetariern einen Ausgleich zum fehlenden Fleischeiweiß darstellen. Genutzt werden nicht nur die Samen („Walnusskerne"), sondern auch die Fiederblättchen und die fleischigen Teile der Fruchtwand.

Weißdorn

Crataegus oxyacantha L.
Rosengewächse, *Rosaceae,* auch: Hagedorn
Weißdorn wächst wild in Gebüschen und Laubwäldern und wird in Gärten gerne als Hecke angepflanzt. Der sperrige Strauch kann bis zu 6 m hoch werden. Die Zweige sind dornig. Die wechselständigen Blätter sind gestielt und 3–5-lappig. Die weißen Blüten sitzen auf kahlen Stielen in Doldenrispen. Die roten, kugeligen Früchte werden auch Mehlbeeren genannt. Blütezeit ist im Mai.
Die Wirkstoffe des Weißdorns steigern die Durchblutung der Herzkranzgefäße. Weißdorn ist daher ein fast ideales, zudem unschädliches Mittel zur Behandlung von Krankheiten, die

auf mangelnder Durchblutung des Herzmuskels beruhen (Herzinsuffizienz, Altersherz, Herzschädigung durch erlittene Krankheiten, Überlastung des Herzens).
Aber auch dem gesunden Menschen dient der Weißdorn. Zu Großmutters Zeiten schätzten ihn die Landarbeiter sehr. Denn einige dieser Beeren („Mehlbeeren") gut gekaut und eingespeichelt, bauen z. B. nach harter Arbeit – heute nach einer langen Wanderung – den Körper wieder auf und versorgen das Herz mit mehr Sauerstoff. Gesammelt werden Blüten, Blätter und Früchte.

Wermut

Artemisia absinthium L.
Korbblütengewächse, *Asteraceae*, auch: Magenkraut, Absinth, Tab. 18, Nr. 23
Diese schon in prähistorischer Zeit verwilderte Pflanze ist in Trockengebieten ganz Europas zu finden, besonders an Gartenzäunen, Mauern und Felsabhängen, aber auch am Strand. Der 50–100 cm hohe Halbstrauch wird 3–10 Jahre alt. In Mittel- und Nordeuropa besteht bei strengen Wintern die Gefahr, dass die Pflanze bis zum Boden abfriert. Die Laubblätter sind rosettenständig und werden 4–12 cm lang. Sie sind 3-fach fiederteilig und seidig-filzig behaart. Der aufrechte Stängel ist ästig, die oberen Stängelblätter sitzend, die im Teilungsgrad abnehmen. Die zahlreichen, nickenden, gelben Blütenköpfe an kurzen Stielen sind in einer reichästigen, aufrechten Rispe vereint. Blütezeit ist von Juli bis September.
Die Bitterstoffe und ätherischen Öle des Wermuts (insbesondere des giftigen Thujons) bewirken eine verstärkte Blutzufuhr in die Bauchorgane und eine starke Anregung der Verdauungssäfte. Wermut ist so ein Mittel bei Verdauungsbeschwerden, Appetitlosigkeit und träger Verdauung, in höheren Dosen wirkt Wermut allerdings schädlich. Er sollte nicht angewendet werden bei Magengeschwüren, bei Magen- oder

Darmblutungen und Hämorrhoiden. Schädlich sind das rein ätherische Öl oder Absinthschnaps (Bewusstseinsstörungen). Wermutabsinth ist deshalb in vielen Ländern verboten.
Eine weitere Eigenschaft schätzte man zu Großmutters Zeiten sehr am Wermutkraut: Zu einem Büschel zusammengebundene und aufgehängte Wermutszweige eigenen sich zur Vertreibung von Ungeziefer aller Art. Hilfreich gegen Motten sind in Säckchen gefüllte zerkleinerte Zweige, die unter die Wäsche gelegt werden. Auch damals schätzte man den Geruch der Mottenkugel (Naphtalin) gar nicht.

Tab. XXIX.

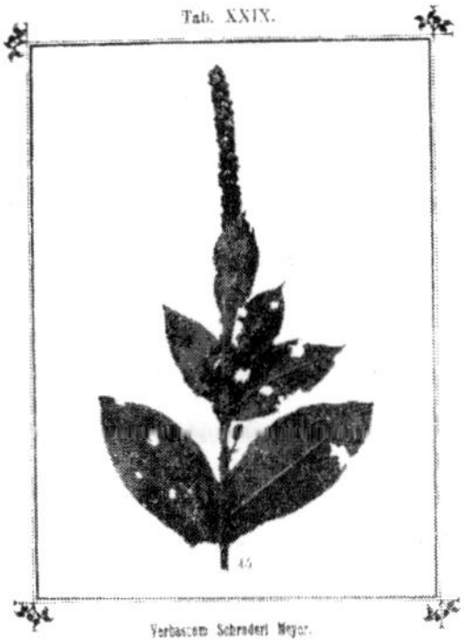

Verbascum Schraderi Meyer.

Wollblume

s. Königskerze

Ysop

Hyssopus officinalis L.
Lippenblütengewächse, *Lamiaceae*
Ysop ist in Südeuropa, dem Nahen Osten und Südrussland heimisch, ist aber auch in Deutschland ziemlich weit verbrei-

tet. Diese ausdauernde Pflanze bevorzugt leichten sandigen Kalkboden. Der kleine Busch wird 50–60 cm hoch, hat dunkelgrüne Blätter und weiße, rosarote, meist jedoch königsblaue Blüten.
Die im blühenden Kraut des Ysops enthaltenen Stoffe (ätherisches Öl, Glykoside und Gerbstoff) wirken schweißhemmend und auswurffördernd.

Zinnkraut

s. Ackerschachtelhalm

Zitronenmelisse

s. Melisse

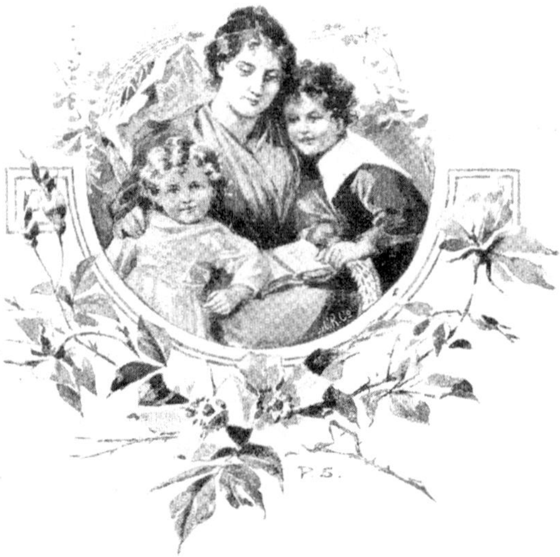

Beschwerdenregister

Heilpflanzenregister